I0096397

Lobpreis für *Nourish and Flourish*

"Dr. Hans-Thomas Richter is an outstanding scientist who has made a significant contribution to the field of regenerative medicine. His book on the topic of Omega-3 is highly regarded and praised by the medical and academic community, such as the AASCP. His research is highly accurate and informative and can be used to improve the quality of life of people all over the world. His research can be used to develop treatments for various illnesses and diseases. Dr. Richter is highly respected, and his work is invaluable in the field of regenerative medicine. His contribution to the field is truly remarkable, and his work should be highly appreciated and appraised."

—A.J. Farshchian MD, Director to Heal the Earth Foundation, Medical Director for The Center for Regenerative Medicine, Team physician USA Olympic team, Director to The American Academy of Stem Cell Physicians

"I've dedicated my career to exploring the frontiers of health and wellness, and the Omega-3 revolution is a remarkable addition to this journey. This book masterfully unravels the complex science of Omega-3 fatty acids, shedding light on our common deficiencies and their far-reaching consequences. It's a must-read for anyone seeking to understand the intricate dance of nutrients within our bodies. The author's deep dive into the world of Omega-3 is both enlightening and empowering, providing readers with the knowledge they need to take control of their health. I highly recommend this book to anyone on a quest for a healthier, more vibrant life."

—Dr. Elliot Spencer, Ph.D., Owner at Utah Cord Bank

"Die Omega-3-Revolution" ist ein Meilenstein im Bereich der Gesundheits- und Wellness-Literatur. Es entschlüsselt meisterhaft die tiefgreifenden Auswirkungen von Omega-3-Fettsäuren auf unsere Gesundheit, insbesondere ihre Rolle beim Altern. Das Buch beleuchtet, wie diese essenziellen Fette dazu beitragen können, die Verkürzung der Chromosomen zu verhindern, wenn wir altern - eine Offenbarung, die unseren Ansatz für Langlebigkeit und Vitalität neu definieren könnte. Ein Muss für jeden, der die Wissenschaft des Alterns verstehen will und wissen möchte, wie man es anmutig bewältigen kann. Dieses Buch ist nicht nur informativ, sondern auch transformativ!"

—Reprospace Editorial Reviews™

Nourish & Flourish

Das Fett, das uns antreibt: Omega-3

Hans-Thomas Richter, Ph.D., MAcOM

Nourish & Flourish: Das Fett, das uns antreibt: Omega-3

Erste Auflage, Herausgegeben 2023

By Dr. Hans-Thomas Richter

Buchdeckelgestaltung von Reprospace.com und Midjourney.com

Paperback ISBN-13: 978-1-952685-89-7

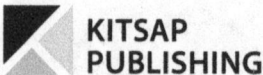

Dieses Buch ist nicht für die Diagnose oder Behandlung medizinischer Probleme gedacht und sollte auch nicht dafür verwendet werden. Wenden Sie sich für die Diagnose oder Behandlung eines medizinischen Problems an Ihren Arzt. Der Herausgeber und der Autor sind nicht verantwortlich für besondere gesundheitliche oder allergische Bedürfnisse, die eine ärztliche Überwachung erfordern, und haften nicht für Schäden oder negative Folgen, die sich aus einer Behandlung, Handlung, Anwendung oder Zubereitung für Personen ergeben, die die Informationen in diesem Buch lesen oder befolgen. Bitte beachten Sie, dass die Verweise auf Huckleberry Finn und verwandte Erzählungen in diesem Buch rein fiktiv sind und nur zu Illustrationszwecken dienen. Sie stellen keine Tatsachenberichte oder historischen Ereignisse dar.

KITSAP
PUBLISHING

Publiziert von Kitsap Publishing
Poulsbo, WA 98370
www.KitsapPublishing.com

Contents

Dedication

To my spouse, my rock, who has journeyed with me through every high and low. To my children, who inspire me every day to learn more, do more, and be more.

This book is lovingly dedicated to my entire family - the roots from which I've grown and the branches that continue to expand. To my parents, who nurtured me with love and instilled in me the value of knowledge. To my siblings, whose companionship and support have been my constant. And to my extended family, whose diverse stories and experiences have enriched my own. Each one of you has played a part in shaping who I am today, and for that, I am eternally grateful. This book is a testament to our shared love, resilience, and pursuit of knowledge. Here's to our collective health and wellbeing.

This book is also dedicated to the pioneering scientists who discovered Omega-3 fatty acids. Your relentless pursuit of knowledge and understanding has opened new doors in the realm of health and nutrition. Your work has not only enlightened us about the importance of these essential fats but has also paved the way for further research and discovery. Your contributions have made a significant impact on our lives, and for that, we are profoundly grateful. This book stands as a tribute to your dedication and the lasting legacy of your scientific discovery."

This book is dedicated to all those who embark on the journey of self-discovery and health. May the knowledge within these pages inspire you to make choices that nourish not just your body, but also your soul. To the seekers, the curious, and the health-conscious—this is for you.

Vorwort

In der heutigen schnelllebigen Welt kann der Bereich der Gesundheit und Ernährung ein Labyrinth sein. Inmitten der unzähligen Nahrungsergänzungsmittel und Gesundheitstrends ist ein wichtiger Nährstoff in den Hintergrund geraten - die Omega-3-Fettsäuren. Die Zusammenarbeit mit Hans-Thomas Richter an diesem Buch hat mich über die Bedeutung von Omega-3 aufgeklärt, nicht nur als Schlagwort, sondern als Eckpfeiler unseres Wohlbefindens. Die Wirtschaft des letzten Jahrhunderts, die sich auf die Verlängerung der Haltbarkeit konzentriert, hat unbeabsichtigt die Frische und die Nährstoffintegrität unserer Lebensmittel beeinträchtigt. Dieser von der Lebensmittelindustrie vorangetriebene Wandel hat zu einem spürbaren Rückgang von Omega-3 in unserer Ernährung geführt.

Historisch gesehen ernährten sich unsere Vorfahren reich an Omega-3-Fettsäuren. Dieses Buch geht der Frage nach, wie wirtschaftliche und industrielle Veränderungen unsere Nahrungsmittellandschaft verändert haben, was zu einem Omega-3-Mangel in der modernen Ernährung geführt hat. Wir erforschen die unzähligen Vorteile von Omega-3, von der Verbesserung der Stimmung und Gesundheit bis hin zur Steigerung des Erfolgs. Anstatt sich in der überwältigenden Welt der Nahrungsergänzungsmittel zurechtzufinden, vereinfachen wir die Reise, indem wir die tiefgreifende Wirkung von Omega-3 beleuchten. Begeben Sie sich auf diese aufschlussreiche Reise und entdecken Sie das Wesen der wahren Gesundheit neu. Willkommen in der neu belebten Welt von Omega-3.

Ingemar Anderson, Verleger

Einleitung

"Das wahre Zeichen von Intelligenz ist nicht Wissen, sondern Phantasie."

-Albert Einstein

Im weitläufigen Labyrinth der Geheimnisse des Lebens liegt ein wirkungsvolles Element verborgen - die Omega-3-Fettsäuren. Wie ein Geheimcode, der in unsere Ernährung eingebettet ist und darauf wartet, grenzenlose gesundheitliche Vorteile freizugeben, war dieses Element der Eckpfeiler meiner lebenslangen Odyssee, sowohl als Wissenschaftler als auch als Mensch. Doch der Weg zu dieser Erkenntnis war alles andere als geradlinig.

Auf dieser Reise geht es nicht nur um Omega-3, sondern auch-darum, zu verstehen, wie das medizinische System, Big Pharma und die großen Lebensmittelkonzerne unsere Ernährung beeinflussen und die einfachsten Prinzip der menschlichen Ernährung durcheinandergebracht haben.

In der Tat wurde das Verständnis der Ernährungswissenschaften im Laufe der Zeit von verschiedenen Faktoren beeinflusst, darunter industrielle Interessen, kulturelle Praktiken, Regierungspolitik und wissenschaftliche Forschung. Hier sind einige wichtige Punkte zu diesem komplexen Thema:

Einfluss der Lebensmittelindustrie: Die Lebensmittel- und Getränkeindustrie ist wie jede andere Branche darauf ausgerichtet, Gewinne zu erwirtschaften. Dies kann manchmal zu Praktiken führen, bei denen der Verkauf Vorrang vor der Gesundheit hat. Um die Produkte attraktiver zu machen und die Haltbarkeit zu verlängern, fügen die Unternehmen ihren Produkten beispielsweise häufig Zucker, ungesunde Fette und künstliche Zutaten zu. Diese Praktiken haben zusammen mit aggressiven Marketingstrategien zum Anstieg ungesunder Ernährung und damit verbundener Krankheiten wie Fettleibigkeit und Herzkrankheiten beigetragen.

Einfluss der Pharmaindustrie: Die Pharmaindustrie hat ein persönliches Interesse Ihre Medikamente zu verkaufen, warum also den chronischen Entzündungskrankheiten durch Ernährung vorbeugen? Zwar gelten Medikamente als entscheidend für die Behandlung vieler Krankheiten, doch werden sie oft übermäßig verschrieben oder anstelle von Änderungen der Lebensweise eingesetzt, die die Ursache des Problems angehen könnten. Daher ist es von entscheidender Bedeutung, sich für einen ganzheitlichen Gesundheitsansatz einzusetzen, der die richtige Ernährung und Änderungen der Lebensweise einschließt.

Staatliche Politik und Subventionen: Die Politik und die Subventionen der Regierungen können großen Einfluss darauf haben, welche Arten von Lebensmitteln produziert und konsumiert werden. In einigen Ländern haben beispielsweise Subventionen für Mais und Sojabohnen zu einer Überproduktion dieser Kulturen beigetragen, die häufig zur Herstellung billiger, verarbeiteter Lebensmittel verwendet werden. Aus demselben Grund werden auch viele pharmazeutische Programme staatlich subventioniert.

Wissenschaftliche Forschung: Die Wissenschaft spielt eine Schlüsselrolle bei der Entwicklung unseres Verständnisses von Ernährung. Allerdings ist die Ernährungswissenschaft für den Durchschnittsverbraucher oft schwer zu verstehen und manchmal widersprüchlich. Leider werden viele wissenschaftliche Studien von Lebensmittel- oder Pharmaunternehmen finanziert, was zu einer Verzerrung der Ergebnisse führen kann.

Öffentliche Wahrnehmung und Medien: Die öffentliche Wahrnehmung dessen, was gesund ist, wird stark von den Medien und der Popkultur beeinflusst. Modische Diäten und Ernährungstrends tauchen häufig auf und verschwinden wieder, ohne dass ihre Behauptungen durch solide wissenschaftliche Erkenntnisse gestützt werden. Zahlreiche Online-Artikel mögen den Eindruck erwecken, wissenschaftlich fundiert zu sein, doch fehlt ihnen oft jegliche Untermauerung durch von Experten begutachtete Forschung.

Deshalb ist es wichtig, dass sich jeder Einzelne über Ernährung informiert und eine fundierte Lebensmittelauswahl trifft. Omega-3-Fettsäuren sind ein gutes Beispiel für einen Nährstoff, der nachweislich zahlreiche Vorteile für die Gesundheit hat, der aber in der typischen westlichen Ernährung nicht in ausreichendem Maße aufgenommen wird.

Dilemma Nr. 1: Der Mensch ist seit der neolithischen landwirtschaftliche Revolution auf den Verzehr von Weidetieren (Wiederkäuern) oder Kaltwasserfischen angewiesen, um sich mit essenziellen Omega- 3 zu versorgen. Eine konstante, gleichmäßige Zufuhr von frischem Omega-3 in unserer Ernährung ist für unsere Gesundheit unerlässlich, da wir als Jäger und Sammler erschaffen wurden. Sicherlich sollte Vollwertkost die beste Ernährung bieten, aber das Problem der starken Omega-3 Defizienz zeigt weltweit ein schlechtes Bild.

Die Realität sieht so aus, dass wir heute unnatürlich große Mengen entzündungsfördernder Omega-6-Fettsäuren zu uns nehmen und dass unsere Lebensmittel aufgrund der Überzüchtung undVerarbeitung viele Nährstoffe nicht mehr enthalten. Die Anforderungen an die Haltbarkeit und die Tatsache, dass sogar sogenannte "natürliche Lebensmittel" gemäß den "FDA-Sicherheitsstandards" verarbeitet werden müssen, bedeutet, dass kaum Omega-3 übrig bleibt.

Dilemma Nr. 2: Natürliche Omega-3-Nahrungsquellen sind schwer zu finden, da der Zugang zu frischem (nicht gefrorenem) und wild gefangenem Fisch selten und teuer geworden ist. Grasgefüttertes Rindfleisch verliert seinen Omega-3-Gehalt in der Fütterungsanlage, die hauptsächlich aus Getreide besteht. Auch Geflügel und Schweinefleisch aus landwirtschaftlichen Betrieben werden sie in der Regel mit einer getreide-reichen Ernährung gefüttert, was zu einem hohen Entzündungsindex von 6/3 in diesen Tieren führt!

Dilemma Nr. 3: Unabhängige Tests zeigen, dass die meisten Nahrungsergänzungsmittel ranzig sind und nur unzureichende Mengen an EPA und DHA liefern. Bis zu 97 % der Bevölkerung, selbst in traditionellen Fischfangländern wie Norwegen und Taiwan, weisen einen Omega-3-Mangel von bis zu 95 % auf. Die Ergebnisse zeigen einen hohen Entzündungsindex für Industrienationen.

Dilemma Nr. 4: Der Omega-6/3-Entzündungsindex existiert schon seit Jahrzehnten offiziell in die medizinische Wissenschaft, jedoch bis heute ist er nicht Teil der routinemäßigen Blutuntersuchung. Dies lässt uns im Unklaren darüber, wie andere Entzündungsmarker im Blut zu interpretieren sind!

Dilemma Nr. 5: Zahlreiche Studien über Omega-3 werden mit Nahrungsergänzungsmitteln durchgeführt, die entweder minderwertig oder verdorben sind, was nicht nur den Durchschnittsverbraucher, sondern auch die Forscher selbst verunsichert. Diejenigen Studien, die den Verzehr von frischem Fisch untersuchen und explizit den Omega-6/3-Index ermitteln, zeigen jedoch eindeutig eine nahezu 100-prozentige Korrelation zwischen Omega-3-Mangel und Entzündungen und stellen somit einen Zusammenhang mit den heutigen chronischen Krankheiten her.

Dilemma Nr. 6: Hinzu kommt: "Das Narrative gegen den Verzehr von fettreichem rotem Fleisch" ist tief verwurzelt. Die Indoktrination gegen Cholesterin und gesättigte Fette hat kaum eine wissenschaftliche Grundlage, sondern dient einfach den Interessen von Big Pharma und der Lebensmittelindustrie. Bei der Herstellung von künstlichen Fetten und Fleischersatzprodukten wird der entzündliche Omega-6/3-Index nicht berücksichtigt. Das Problem wird einfach ignoriert.

Die Anfänge meiner persönlichen Suche gehen auf das Jahr 1985 zurück, als ich an der renommierten Medizinischen Hochschule in Hannover, Deutschland, studierte. Als junger Wissenschaftler hatte ich die Ehre, an der Spitze einer "bahnbrechenden" Arbeit zu stehen. Nun ja, damals war ich nur ein einfacher neuerer Student, der die Grundlagen erlernte, und die Forschung hatte wahrscheinlich nichts mit guter Ernährung zu tun, sondern mit der Entdeckung eines weiteren Cyclooxygenase-2 hemmenden Medikaments.

Dennoch war dieser denkwürdige Tag, an dem ich mein erstes praktisches Laborverfahren an einem der ersten PC-gestützten HPLC-Laborgeräte (High-Performance Liquid Chromatography) durchführen sollte, eine Feuertaufe für mich. Unser Ziel: entzündliche Omega-6-Fettsäuren. Die Aufgabe war voller Herausforderungen durch abstürzende Computer und Schwierigkeiten, Ergebnisse zu erzielen, aber dennoch der Beginn eines Kreuzzuges, der meine wissenschaftliche Vision und meine Faszination für die Komplexität des menschlichen Körpers prägte.

Heute, 35 Jahre später ist meine Faszination für Omega-3 so stark wie eh und je. Es ist nicht länger ein obskures wissenschaftliches Konzept, sondern ein mächtiges Werkzeug, das in meiner klinischen Praxis täglich Leben verändert. Ich habe auf dieser Reise die Freiheit gefunden - die Freiheit des Wissens, die Freiheit, den Status quo in Frage zu stellen, und vor allem die Freiheit, denjenigen, die sich in den oft stürmischen Gewässern der Gesundheit und des Wohlbefindens bewegen, ein Leuchtfeuer der Hoffnung zu geben.

Im Laufe der Jahre setzte sich meine wissenschaftliche Reise fort und schlängelte sich durch das verschlungene Terrain der Zellmembranen und der Proteinforschung. Wir waren wie Entdecker auf einer großen Expedition, unser Kompass zeigte auf ein bahnbrechendes Ziel: die Lösung einer der ersten hochauflösenden Kristallstrukturen von Membranproteinen. Aber es stand viel auf dem Spiel; wir wagten uns in ein Gebiet, das nicht nur Präzision, sondern auch Kreativität erforderte. Um das Rätsel der atomaren Positionen zu entschlüsseln, mussten wir Lipidfette direkt in die Proteinstruktur einweben - ein gewagter und innovativer Ansatz, der die Krönung unserer Bemühungen um das Verständnis der Funktionsweise von Zellmembranen sein sollte.

Doch trotz dieser Errungenschaften und der tiefen Einblicke in biologische Zusammenhänge, die sie mit sich brachten, schienmir ein entscheidendes Puzzleteil zu fehlen. Bis vor kurzer Zeit blieb das gesamte Spektrum der Bedeutung von Omega-6- und Omega-3-Fettsäuren für den menschlichen Körper geheimnisumwittert.

Wie eine wunderschön gestaltete Chiffre war es da, eingebettet in jahrzehntelange Forschung und Erkenntnis, doch ich war mir seiner Tiefe nicht bewusst.

Die Zeit hat eine faszinierende Art, Wahrheiten ans Licht zu bringen. Erst vor kurzem, als ich mich eingehender mit der zentralen existenziellen Frage beschäftigte - was ist die Definition des Lebens? -, begann die Bedeutung von Omega-3 aus dem Schatten zu treten. Zu meiner Überraschung stieß ich auf eine verblüffende Offenbarung: Omega-3 ist nicht nur ein bloßer Teilnehmer an den Funktionen des Körpers. Es ist ein entscheidender Katalysator, der jeden Prozess beeinflusst und einen unauslöschlichen Eindruck auf unsere allgemeine Gesundheit und unser Wohlbefinden hinterlässt.

Im Grunde genommen ist Omega-3 wie der Großmeister in einem Schachspiel, der im Stillen die Züge orchestriert, die Ergebnisse beeinflusst und letztlich den Zustand des Spiels - unsere Gesundheit - bestimmt. Meine Reise führte mich zu der Erkenntnis, dass es nicht nur um das Vorhandensein von Omega-3 in unserer Ernährung geht; es geht darum zu verstehen, wie sein Mangel oder Überfluss die Waage unserer Gesundheit, unseres Glücks und unseres Erfolgs entscheidend beeinflussen kann.

Im großen Theater des Lebens spielt sich die Bühne an einem unwahrscheinlichen Ort ab - den "Lipid Rafts" der Zellmembran. In diesen winzigen, dynamischen Bereichen unserer Zellen finden lebenswichtige biochemische Vorgänge statt, die das Leben, wie wir es kennen, steuern. Die Erkenntnis traf mich wie ein Blitz mitten in einer stürmischen Nacht, wie die Vorstellung von Huckleberry Finn, der aufeinem einsamen Floß saß, das den Mississippi hinunter trieb: "Ohne Omega-3, kein Leben."

In der Tat sind die Aufgaben von Omega-3 so vielfältig wie die Sterne am Nachthimmel. Diese Fettsäuren sind die unbesungenen Helden, die die Flüssigkeit und die Funktion dieser Lipidflöße aufrechterhalten und damit die Grundlage des Lebens selbst bilden. Und doch haben unsere modernen Ernährungsgewohnheiten Omega-3-Fettsäuren in den Hintergrund gedrängt und ihren Omega-6-Gegenstücken den Vorzug gegeben, so wie die moderne Agrargesellschaft der letzten 10.000 Jahre Getreide Ernährung über die freiheitliche Fischer- und Jäger Mentalität von Huckleberry Finn bevorzugte.

Dieses Ungleichgewicht und die Abweichung dessen von der Natur vorgesehenen Gleichgewicht, hat eine Fülle von chronischen Zivilisationskrankheiten hervorgebracht. Wir werden nunmehr zunehmend von Krankheiten geplagt, die in der Antike so unbekannt waren wie ein Mobiltelefon oder ein Düsenflugzeug.

Die Frage, die sich dann vor uns auftut wie ein mächtiger Flusskahn im Nebel, lautet: Warum haben wir von dieser stillen Krise nichts gehört? Es ist, als ob die Gesellschaft einen Fluss hinuntertreiben würde, ohne zu merken, dass wir auf einen Wasserfall zusteuern. Warum ist der Omega-6/Omega-3-Gleichgewichtstest nicht der Goldstandard bei den Bluttests und leuchtet uns den Weg wie ein Leuchtturm am Flussufer?

So wie Kopernikus das Verständnis des Kosmos revolutioniert hat, ist es für uns an der Zeit, unsere Perspektive auf Gesundheit und Ernährung zu ändern. Ähnlich wie viele Helden der Vergangenheit, die den Lauf der Geschichte verändert haben, müssen wir den Mut aufbringen, etablierte Normen in Frage zu stellen und uns an die Wahrheit heranwagen, wie beunruhigend sie auch sein mag. Es steht viel auf dem Spiel, aber die Belohnung ist die Aussicht auf ein gesünderes, lebendigeres Leben, das von der Weisheit der Omega-3-Fettsäuren geleitet wird. Unser Abenteuer in dieser Welt dieser essenziellen Fette hat gerade erst begonnen.

Die wissenschaftlichen Erkenntnisse der Omega-3-Forschung sind solide, und ich bin inzwischen überzeugt, dass Omega-3 das wichtigste Nahrungsergänzungsmittel ist! Ein typischer, vielbeschäftigter Erwachsener kann sich nur auf einige wenige Nahrungsergänzungsmittel konzentrieren, die er täglich zu sich nimmt, also wählen Sie sie mit Bedacht!

Das Omega-3-Dilemma begann, da der Mensch seit mindestens 200.000 Jahren als Jäger und Sammler lebte. Daher war seine Hauptnahrungsquelle entweder das Fleisch von Weidetieren oder frischer Fisch. Der Ackerbau kam erst viel später und selbst dann wurden Rinder domestiziert, um uns weiterhin mit Omega-3 zu versorgen. Irgendwie wusste der Mensch, dass er nur sehr wenig Alpha-Linolensäure in die lebenswichtigen EPA und DHA umwandeln kann. Moderne Bluttests zeigen nun, dass im Alter fast nichts mehr umgewandelt wird, so dass der Mensch in vielen Fällen einen Mangel von über 90 % aufweist.

In diesem Buch geht es nicht nur darum, die entscheidende Rolle von Omega-3 in unserem Körper zu erörtern. Wir werden uns mit der kritischen Untersuchung der Fette und Öle befassen, die für den Verzehr in unserer modernen Ernährung als "sicher" gelten. Während wir die Realitäten unserer Ernährungsgewohnheiten aufdecken, werden wir die breite Palette der auf dem Markt erhältlichen Öle erkunden, von den allgemein verwendeten, wie Oliven- und Rapsöl, bis hin zu den weniger bekannten, aber ebenso wichtigen, wie Leinsamen- und Chiasamenöl.

Ein besonders besorgniserregender Bereich, auf den wir eingehen werden, ist die Frage des Ranzigwerdens von Omega-3-Ergänzungsmitteln. Omega-3-Fettsäuren, insbesondere in Form von Nahrungsergänzungsmitteln, sind anfällig für Oxidation, was zu Ranzigkeit führt. Der Verzehr ranziger Öle beraubt uns nicht nur der gesundheitlichen Vorteile von Omega-3, sondern kann auch schädliche Verbindungen in unseren Körper einbringen.

Unser Ziel ist es, Sie mit dem nötigen Wissen auszustatten, um sich in der komplexen Welt der Nahrungsfette zurechtzufinden. Das Omega-3-Dilemma gibt Ihnen praktische Leitlinien für die Auswahl von Ölen und Omega-3-Ergänzungsmitteln an die Hand, die sicherstellen, dass Sie den größtmöglichen Nutzen für Ihre Gesundheit erzielen und gleichzeitig mögliche Fallstricke vermeiden. Wenn wir die Komplexität dieser essenziellen Nährstoffe verstehen, können wir fundiertere Entscheidungen treffen, die zu optimaler Gesundheit und Wohlbefinden beitragen.

In den frühen 2000er Jahren wurde der Omega-6/3-Index als wertvolles Instrument zur Beurteilung des Entzündungsstatus einer Person entdeckt. Trotz seines Potenzials Krankheiten schon früh zu erkennen und wichtige Einblicke in den allgemeinen Gesundheitszustand eines Menschen zu geben, gehört dieser relativ einfache Omega-6/3-Indextest immer noch nicht routinemäßig zu den Standard-Blutuntersuchungen. Darüber hinaus gibt die westliche Medizin dem Omega-6/3-Index keine wesentliche Bedeutung, um Entzündungen und Autoimmunkrankheiten zu beurteilen. Dieses Buch versucht, den Gründen für diese offensichtliche Vernachlässigung auf den Grund zu gehen, und will das Bewusstsein dafür schärfen, wie wichtig es ist, unser Omega-6/3-Verhältnis zu verstehen und zu überwachen. Indem wir die historischen und sozialen Faktoren untersuchen, die unsere Ernährungsgewohnheiten und medizinischen Praktiken geprägt haben, können wir die Herausforderungen besser verstehen, die mit der Berücksichtigung dieses wichtigen Gesundheitsmassstabs verbunden sind.

Wir werden die potenziellen Vorteile der Einbeziehung des Omega-6/3-Indexes in der medizinischen Routineversorgung untersuchen. Auf dem Weg durch die oft verwirrende Welt der Ernährung und Gesundheit versucht dieses Buch den Menschen das Wissen zu vermitteln, das sie benötigen, um fundierte Entscheidungen über ihre Ernährung und ihren Lebensstil zu treffen und letztlich eine gesündere Zukunft für alle zu fördern.

Später hat mich meine Reise in die Medizin dann zur Weisheit des Ostens geführt und ich tauchte in die Tiefen der Traditionellen Chinesischen Medizin (TCM) ein. Wie die verschlungenen Rinnsale des mächtigen Mississippi begann sich meine Faszination für die mikrokosmischen Feinheiten des menschlichen Körpers wie ein Web in der ganzheitlichen Philosophie der TCM zu verweben. Hier hat auch das Konzept des Gleichgewichts, verkörpert in die Prinzipien von Yin und Yang, mein Verständnis von Fetten aus einer neuen Perspektive beleuchtet.

In der TCM wird der Körper als ein ausgewogenes, miteinander verbundenes System betrachtet, ein Mikrokosmos, der den Makrokosmos des Universums widerspiegelt. Wie die Elemente des Körpers werden auch die Nahrungsmittel entweder als Yin oder Yang kategorisiert. Das Yin und Yang der Fette war jedoch etwas, das in den alten Texten nicht hervorgehoben wurde. Vielleicht lag das daran, dass sie in den frühen Jahren reichlich Zugang zu einer ausgewogenen Ernährung hatten. Sie lebten näher an der Erde, verzehrten Lebensmittel, die aus natürlichen Ressourcen stammten, und ihre Mahlzeiten waren reich an wichtigen Nährstoffen.

In der heutigen Zeit stehen wir vor einem merkwürdigen Rätsel: Wir sind "überfüttert, jedoch unterernährt". Unser Lebensmittelsystem hat sich in den letzten 50 Jahren dramatisch verändert. Massenproduktion, industrielle Landwirtschaft und Verarbeitung haben unsere Lebensmittel ihrer Vitalität beraubt. Tests haben ergeben, dass bis zu 80 % der wesentlichen Nährstoffe in unserer modernen Ernährung fehlen.

Noch beunruhigender ist die Erkenntnis, dass wir von jedem Euro, den wir für Lebensmittel ausgeben, rund zwei Drittel wegwerfen. Sie fragen sich vielleicht, "Wie kann das sein?". Die Antwort liegt in der Unfähigkeit unseres Körpers, Nährstoffe zu absorbieren. Ohne das (l e b e n s e r h a l t e n d e) essenzielle Omega-3, hat unser Körper Mühe, die spärlichen Nährstoffe aus den Lebensmitteln in unseren Verdauungstrakt aufzunehmen.

Wir sind von Natur aus sehr visuelle Menschen, und unsere Augen werden heute über längere Zeit vor dem Bildschirm beansprucht. Das führt dazu, dass nun buchstäblich jedes letzte DHA-Molekül, das dem Auge zur Verfügung steht, verbraucht wird. Die Netzhaut der Augen hat immer Vorrang und das Ergebnis ist, dass bei einem Omega-3-Mangel von bis zu 95 % nur wenig DHA für andere lebenswichtige Gehirn- und Herzfunktionen übrig bleibt.

Während ich diese Einleitung schreibe, kommt mir ein Zitat in den Sinn: "Manchmal ist ein Wechsel der Perspektive alles, was man braucht, um das Licht wieder zu sehen". Meine Sichtweise auf Omega-3 hat mein Leben und meine Kraft mit Sicherheit verändert, und ich lade Sie, liebe Leserin, lieber Leser, ein, sich mit mir auf diese faszinierende Reise zu begeben. Gemeinsam werden wir die Kraft von Omega-3 erforschen, seinen Einfluss auf unser Leben aufdecken und eine Welt von Vorteilen erschließen, die im Verborgenen liegen. Auf eine Reise der Entdeckung, des Verständnisses und letztlich der gesundheitlichen Veränderung.

Ωm3ga

Kapitel 1

Wie sich unsere Ernährung im Laufe der Zeit verändert hat

1.1 Die Entdeckung von Omega-3 Das geheime Superfood

Im komplizierten Geflecht der menschlichen Ernährung hat ein Nutrazeutikum immer wieder geglänzt und unser Verständnis der zentralen Rolle für die menschliche Gesundheit erhellt: Omega-3-Fettsäuren. Im Juli 2023 wurden bei einer Suche in der Public National Library of Medicine zum Thema "Omega-3" über 37.000 wissenschaftliche Veröffentlichungen gefunden [2].

Die Forschung zu Omega-3, die das klinische Interesse von Tausenden von Forschern weltweit weckt, erstreckt sich auf Themen von Alzheimer bis zum Zoster-Virus. Eine Suche nach "Ernährung" auf Amazon nach Buchtiteln ergibt über 60.000 Titel und ~2.000 Titel konzentrieren sich auf "Fischöl", aber fast keiner auf "Omega-3" als Teil des Titels.

Nach jahrzehntelanger Forschung und klinischen Studien zeichnen alle Ergebnisse ein klares Bild: Omega-3 ist wahrscheinlich das wichtigste Nahrungsergänzungsmittel, das der Mensch braucht, um gesund zu sein. Unter den vielen Namen in der Omega-3-Forschung ragt Dr. Artemis P. Simopoulos heraus, ein unermüdlicher Wächter auf dem Gebiet der Omega-3-Forschung. In der kryptischen, geheimnisvollen Welt der Ernährungswissenschaft ist ihre Arbeit nichts weniger als ein Leuchtturm.

Dr. Simopoulos begann ihre Reise zur Erforschung der Omega-3-Fettsäuren 1965, zu einer Zeit, als das weltweite Bewusstsein für die tiefgreifenden Auswirkungen von Ernährungsentscheidungen auf die Gesundheit gerade erst erwachte. Mit der Beharrlichkeit eines erfahrenen Detektivs und der Schärfe eines Gelehrten stürzte sie sich in das Labyrinth der Ernährungsbiochemie. Ihr Ziel war glasklar: die verborgenen Wahrheiten der Omega-3-Fettsäuren ans Licht zu bringen und ihren weitreichenden Einfluss auf das menschliche Wohlbefinden zu entschlüsseln.

Ihre unermüdlichen Bemühungen haben zu über 130 Veröffentlichungen [3] geführt, von denen jede einzelne ein Zeugnis ihres Engagements und eine unschätzbare Bereicherung unseres kollektiven Wissens darstellt. Bei diesen Veröffentlichungen handelt es sich nicht nur um Artikel oder Forschungsarbeiten, sondern um eine Konstellation von Erkenntnissen, die die Diskussion über Omega-3- und Omega-6-Fettsäuren bereichert haben. Dieses Werk ist wie eine Landkarte, die unerforschte Gebiete abbildet und Wissenschaftlern, Ernährungswissenschaftlern und Gesundheitsenthusiasten auf der ganzen Welt wertvolle Hinweise gibt. Ihr 1999 erschienenes Buch “The Omega Diet: Das lebensrettende Ernährungsprogramm” sticht besonders hervor.

Dr. Simopoulos hat in ihrer Forschung einen besonderen Schwerpunkt auf die Bedeutung des Gleichgewichts gelegt. Wie das harmonische Yin und Yang der antiken Philosophie unterstreicht ihre Arbeit die Notwendigkeit eines symbiotischen Gleichgewichts zwischen Omega-3- und Omega-6-Fettsäuren in unserer Ernährung. Dieses Gleichgewicht, so argumentiert sie, ist kein optionaler Luxus, sondern eine entscheidende Notwendigkeit. Es ist vergleichbar mit den perfekt synchronisierten Zahnrädern eines komplizierten Zeitmessers, von denen jedes zum reibungslosen, zielsicheren Ablauf der Zeit beiträgt, oder in diesem Fall zum optimalen Funktionieren unseres Körpers.

Dr. Simopoulos enträtselt die Geheimnisse dieses empfindlichen Gleichgewichts und zeichnet ein faszinierendes Bild des biochemischen Tanzes, der in unserem Körper stattfindet. Sie erklärt, wie das Ungleichgewicht dieser Fettsäuren - oft neigt man zu einem Überkonsum von Omega-6 und einem Mangel an Omega-3 - unsere Gesundheit aus dem Gleichgewicht bringen kann. Ihre Forschung ist nicht nur eine wissenschaftliche Offenbarung, sondern auch ein klarer Aufruf, unsere Ernährungsgewohnheiten zu überdenken und auf eine Omega-3-reiche Ernährung umzustellen.

Auf dem Gebiet der Omega-3-Fettsäuren ist Dr. Simopoulos wie ein berühmter Symbologe, der komplexe Codes entschlüsselt und darin verborgene, tiefe Wahrheiten aufdeckt. Sie entschlüsselt komplexe Codes und enthüllt tiefgründige Wahrheiten, die darin verborgen sind. Sie macht das Komplizierte verständlich und übersetzt es in das Verständliche, alles mit dem Ziel, unser Wissen zu erweitern und uns zu einer gesünderen Ernährungsweise zu ermutigen. Ihre Arbeit ist eine Einladung, die uns dazu auffordert, an der Fülle der Vorteile von Omega-3 teilzuhaben.

Wenn wir in die Welt der Omega-3-Fettsäuren eintauchen, wird uns die Arbeit von Dr. Simopoulos und vielen anderen als Leitfaden, Referenz und Kompass dienen. Erst durch ihre bahnbrechenden Entdeckungen können wir das Ausmaß des Einflusses von Omega-3 auf unsere Gesundheit, unser Glück und unseren Erfolg richtig einschätzen. Viele andere Forscher können hier genannt werden, wie z. B. Mozaffarian, der seine Karriere seit mehr als zwei Jahrzehnten mit über 530 Veröffentlichungen Omega-3, Ernährung und Herzkrankheiten gewidmet hat [129].

Wenn wir uns auf diese Reise begeben, sollten wir uns an einen Satz aus Dan Browns "The Da Vinci Code" erinnern: "Der einzige Unterschied zwischen dir und Gott ist, dass du vergessen hast, dass du göttlich bist. So ist es auch im Fall von Omega-3 - seine Göttlichkeit in unserer Ernährung wird einfach vergessen. Und es ist höchste Zeit, dass wir uns daran erinnern.

Auf diesem spannenden Weg der Gesundheitsforschung ist es wichtig, einen Blick auf die Ursprünge unserer modernen Ernährungsgewohnheiten zu werfen. Wir können die gesundheitlichen Auswirkungen unserer heutigen Ernährungsgewohnheiten nicht vollständig verstehen, ohne die historischen Veränderungen in unserer Ernährung zu kennen. Die Forscher Watkins und Cordain liefern in ihrer bahnbrechenden Arbeit "Origins and evolution of the Western diet: health implications for the 21st century" einen entscheidenden Kompass. [4]

Period	Calories from fat (%)	Omega-6 intake (g/day)	Omega-3 intake (g/day)	Trans-fat intake (g/day)	Total Fat intake (g/day)
50,000 years ago	30-35	2-3	2-3	Negligible	50-60
5,000 years ago	25-30	4-5	2-3	Negligible	60-70
1800	20-25	5-7	1-2	Negligible	70-80
1900	30-35	8-10	0.5-1.5	Negligible	80-100
1950	35-40	10-15	0.5-1	1-2	90-110
2000	35-40	15-20	0.1-0.5	2-5	100-120

Tabelle: Historische Fetternährung: Aufnahme von Fett, Fettsäuren (Omega-6, Omega-3, Transfettsäuren und Gesamtfett) (in Prozent der Kalorien aus Fett; hypothetische Extrapolation). Die Daten wurden aus Querschnittsanalysen von zeitgenössischen Jäger- und Sammlerpopulationen extrapoliert; [5]

Die Entwicklung der menschlichen Ernährung wurde von vielen Faktoren beeinflusst, unter anderem von der Verfügbarkeit von Nahrungsmitteln, der Entwicklung der Landwirtschaft, der Industrialisierung und den Veränderungen im Lebensstil. Bitte beachten Sie jedoch, dass die genauen Zahlen für diese Epochen nur schwer zu ermitteln sind und es sich bei den folgenden Angaben um geschätzte Werte auf der Grundlage der verfügbaren Forschungsergebnisse handelt:

1. Die Zahlen zum menschlichen Fettkonsum sind allgemeine Schätzungen und variieren stark zwischen verschiedenen Bevölkerungsgruppen und Ernährungsgewohnheiten. Die Aufnahme von Transfetten ist in den letzten Jahrzehnten aufgrund der weit verbreiteten Verwendung von teilweise hydrierten Ölen in verarbeiteten Lebensmitteln gestiegen.

2. Die Aufnahme von Omega-6-Fettsäuren ist aufgrund des erhöhten Verzehrs von Pflanzenölen und verarbeiteten Lebensmitteln gestiegen, während die Aufnahme von Omega-3-Fettsäuren aufgrund des geringeren Verzehrs von Fisch und Meeresfrüchten gesunken ist.

3. Man geht davon aus, dass die Menschen in der Altsteinzeit (vor 50 000 Jahren) ein ausgewogeneres Verhältnis von Omega-6 zu Omega-3 aufwiesen, möglicherweise sogar 1:1. Heute wird das Verhältnis in der typischen westlichen Ernährung auf über 20:1 geschätzt.

4. Der Anstieg der Gesamtfettzufuhr im Laufe der Jahre ist größtenteils auf die Zunahme von gesättigten und trans-Fettsäuren zurückzuführen, während die Aufnahme von ungesättigten Fettsäuren relativ stabil geblieben ist.

Ähnlich wie ein junger Held navigieren sie mutig durch die nebligen Gewässer unserer Ernährungsgeschichte. Akribisch zeichnen sie die Entwicklung unserer Ernährung von den Zeiten unserer Jäger- und Sammlervorfahren über die neolithische Agrarrevolution [6] bis hin zur modernen westlichen Ernährung mit verarbeiteten Lebensmitteln zurück. Ihre Ergebnisse zeichnen ein drastisches Bild unserer drastischen Ernährungsabweichung von der Natur, ähnlich wie der gefährliche Aufbruch eines Nomaden von seinem nährenden Fluss zu den verdorbenen Gesellschaften an Land.

Wenn wir uns mit den Einzelheiten der Studie von Watkins und Cordain befassen, wird der Zusammenhang zwischen der westlichen Ernährung und den so genannten "Zivilisationskrankheiten" immer deutlicher. So wie viele Revolutionäre in der Vergangenheit den ungerechten gesellschaftlichen Normen ihrer Zeit ausgesetzt waren, sind auch wir Opfer einer Ernährungsumstellung, die den Anstieg chronischer Krankheiten begünstigt hat.

In den trüben Gewässern der heutigen Lebensmittelindustrie sind es die hohe Aufnahme von Omega-6-Fettsäuren und der Mangel an Omega-3-Fettsäuren, die ein erhebliches Gesundheitsrisiko darstellen. Dieses Ungleichgewicht steht in engem Zusammenhang mit den gesellschaftlichen Ungleichgewichten in der von Armut betroffenen Bevölkerung aller Altersgruppen. Es wird mit Krankheiten wie Herzkrankheiten, Diabetes, Fettleibigkeit und sogar psychischen Störungen in Verbindung gebracht.

Doch es gibt Hoffnung. So wie Huckleberry Finn in der Geschichte von Mark Twain seinen Einfallsreichtum und seinen Witz nutzte, um durch seine schwierige Reise durch die Ungerechtigkeit auf dem Mississippi zu navigieren, können auch Sie unser Gesundheitsschiff zu sichereren Ufern steuern. Die Erkenntnisse der Forschungen von Watkins und Cordain deuten auf eine Lösung hin - die Wiederherstellung eines ausgewogenen Verhältnisses von Omega-6 zu Omega-3, das dem unserer Vorfahren ähnelt.

Im großen Epos unserer Gesundheitsreise ist das Verständnis der Ursprünge und der Entwicklung der westlichen Ernährungsweise vergleichbar mit dem Verständnis der Unterströmungen, die den Lauf des Mississippi bestimmen. Auf unserem Weg nach vorn sollten wir uns mit diesem Wissen wappnen und aktive Schritte in Richtung einer gesünderen Ernährung unternehmen, so wie es viele Helden taten, als sie nach Freiheit und Gerechtigkeit strebten. Auf dieser Reise sollten wir uns daran erinnern, dass auch wir, wie Huck, den Mut, die Widerstandsfähigkeit und den Geist besitzen, um die gesundheitlichen Herausforderungen unserer Zeit zu meistern und die richtigen Entscheidungen für unsere Ernährung zu treffen.

1.2 Warum ist Omega-3 so wichtig?

Jede Geschichte hat ein HERZ, einen Kern, der sie mit Leben, Charakter und Bedeutung ausstattet. In der Geschichte unserer Gesundheit ist nichts wichtiger als die Gesundheit Ihres Herzens, und Omega-3-Fettsäuren spielen dabei eine zentrale Rolle. Als wohlwollender Agent in geheimer Mission sorgt Omega-3 im Stillen für das Wohlergehen unseres wichtigsten Organs, UNSERES HERZES. Wie der treue Puls, der in unserer Brust schlägt, erfüllt Omega-3 seine Aufgaben unauffällig, doch seine Rolle ist für die Erhaltung unserer Herzgesundheit von größter Bedeutung.

Stellen Sie sich Omega-3 als einen unbesungenen Helden vor, der unermüdlich hinter den Kulissen arbeitet. Es trägt dazu bei, den Gehalt an Triglyceriden, den schädlichen Fetten in unserem Blutkreislauf, die zu Atherosklerose und damit zu Herzerkrankungen führen können, zu senken. Omega-3 hat auch das Potenzial, den Blutdruck und die Herzfrequenz zu senken, was eine Symphonie von Vorteilen für unser Herz-Kreislauf-System darstellt. Es ist, als ob dieses Superfood den Schlüssel zu einem Schloss besitzt, das unsere Herzgesundheit bewacht.

Neben dem Herzen spielt Omega-3 auch eine ebenso wichtige Rolle für unser Gehirn. Es ist so etwas wie das Superhirn hinter den Kulissen, das für das reibungslose Funktionieren unserer kognitiven Prozesse sorgt. Die Bedeutung von Omega-3 für die Gesundheit des Gehirns kann gar nicht hoch genug eingeschätzt werden. Es unterstützt Gedächtnis, Aufmerksamkeit und andere kognitive Funktionen. Im Grunde ist es so etwas wie der Architekt der neuronalen Bahnen, die unsere Gedanken, Handlungen und Verhaltensweisen formen.

Mit zunehmendem Alter droht die Demenz wie ein Schreckgespenst. Auch hier bietet Omega-3 einen Hoffnungsschimmer. Stellen Sie es sich als Wächter unserer neuronalen Integrität vor, der einen zusätzlichen Schutz gegen neurodegenerative Erkrankungen wie die Alzheimer-Krankheit bietet. Durch die Aufrechterhaltung der Gesundheit des Gehirns trägt Omega-3 wesentlich zur Erhaltung unserer kognitiven Fähigkeiten bei und ermöglicht es uns, mit Anmut und geistiger Beweglichkeit zu altern.

Und dann ist da noch die kolossale Herausforderung der "Krankheiten des metabolischen Syndroms" - eine moderne Epidemie, die sich über den ganzen Globus ausbreitet. Omega-3 steht jedoch fest in diesem Kampf. Es tritt wie ein wachsamer Wächter auf und hilft, den Stoffwechsel zu regulieren und metabolische Syndrome wie Fettleibigkeit und Diabetes zu bekämpfen. Es ist, als ob Omega-3 die Fackel trägt, die uns den Weg durch das tückische Labyrinth der Stoffwechselstörungen leuchtet.

Aber eine der vielleicht beeindruckendsten Leistungen von Omega-3 ist seine Fähigkeit, Entzündungen zu bekämpfen. Es ist wie ein Geheimagent in unserem Immunsystem, der schädlichen Entzündungen entgegenwirkt und die Heilung fördert. Durch die Verringerung von Entzündungen trägt Omega-3 dazu bei, eine Vielzahl von Gesundheitsproblemen zu lindern, darunter chronische Schmerzen, Autoimmunerkrankungen und sogar bestimmte Krebsarten [7,8,9,10].

Die vielschichtige Rolle von Omega-3 für unsere Gesundheit weist Parallelen zum wiederkehrenden Thema der Dualität von Yin und Yang auf. So wie sich Licht und Dunkelheit, Wissenschaft und Religion, Kunst und Technologie in den Geschichten von Krankheit und Ernährung überschneiden, so fügen sich auch die verschiedenen Aspekte der Vorteile von Omega-3 zu einem umfassenden Bild von Gesundheit und Vitalität zusammen.

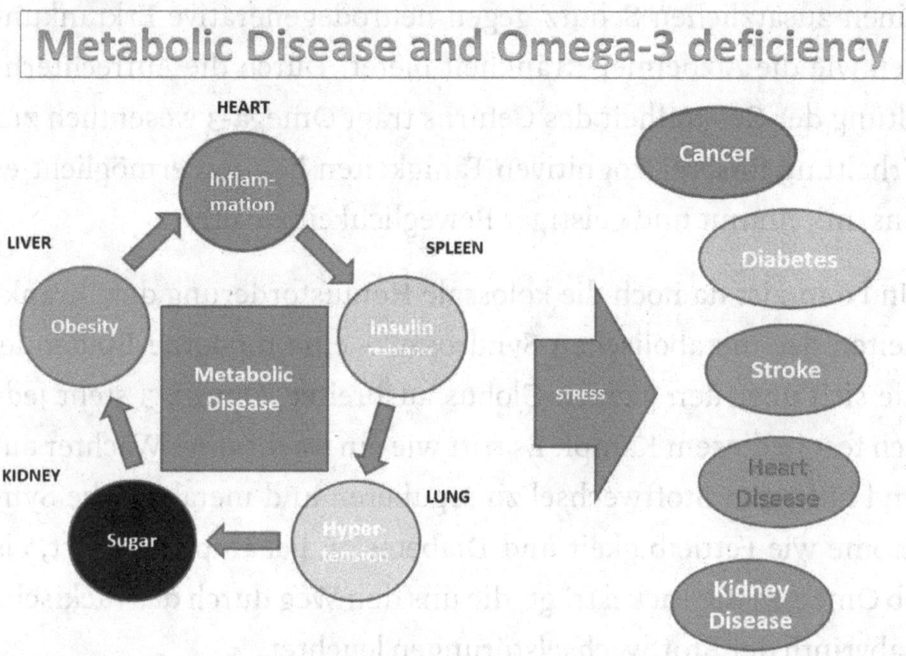

Abb. 1: Chronische Zivilisationskrankheiten lassen sich unter dem Begriff der Stoffwechselkrankheiten zusammenfassen. Diese Krankheiten sind alle durch die Wurzel des Omega-3-Mangels verbunden, der massive chronische Entzündungen verursacht.

Warum ist Omega-3 also so wichtig? Die Antwort, liebe Leserin, lieber Leser, liegt in seinem weitreichenden Einfluss auf die Gesundheit jeder Stammzelle in unserem Körper, ähnlich wie die verborgenen Fäden, die in der Handlung eines Kriminalromans eingewoben sind und dessen Geschichte subtil formen. Omega-3 ist ein stiller Wächter, ein mächtiger Verbündeter und ein wahres

Superfood-Nutrazeutikum. Und das ist unsere Aufgabe - die Kraft dieses bemerkenswerten Nährstoffs zu verstehen, zu schätzen und für unsere kollektive Gesundheit und unser Wohlbefinden nutzbar zu machen.

Kapitel 2

Wie sich unser Essen im Laufe der Zeit verändert hat

2.1 Zurück in der Geschichte – Als unsere Vorfahren noch anders aßen

Wie ein gut erhaltenes Relikt aus einer vergessenen Zeit birgt die Ernährung unserer Vorfahren faszinierende Geheimnisse über unsere Gesundheit und unser Wohlbefinden. Die Zeit mag die sichtbaren Spuren des Lebensstils unserer Vorfahren verwittert haben, aber ihre Ernährungsweisheit hat sie nicht auslöschen können. Im Zeitalter der Bequemlichkeit und des Überflusses lohnt es sich, sich ein Beispiel an unseren Vorfahren zu nehmen, vor allem, wenn es um die Aufnahme essenzieller Fettsäuren geht.

Die Beweise stammen von Wissenschaftlern, die sich seit Jahrzehnten mit diesem Thema befassen: Dr. Artemis Simopoulos und ihre frühe umfassende Forschungsarbeit Essenzielle Fettsäuren in Gesundheit und chronischer Krankheit" [5] und Loren Cordain Ursprünge und Entwicklung der westlichen Ernährung" [4]. Beide zeichneten ein anschauliches Bild von den Ernährungsgewohnheiten unserer Vorfahren. Sie nahmen uns mit auf eine Reise in die Vergangenheit, zu den Ernährungsgewohnheiten unserer Vorfahren, deren Mahlzeiten weit von denen entfernt waren, an die wir heute gewöhnt sind.

Stellen Sie sich vor, Sie steigen in eine Zeitmaschine und drehen die Uhr um Tausende von Jahren zurück. Unsere Vorfahren lebten mitten in der Natur und bezogen ihre Mahlzeiten aus dem sie umgebenden Land und Meer. Ihre Ernährung wies ein deutlich anderes Verhältnis von Omega-6- zu Omega-3-Fettsäuren auf als das, was wir in unseren modernen Mahlzeiten finden. Es war eine ausgewogene Symphonie von 1-2:1, eine Ernährungsharmonie, die zu ihrer allgemeinen Gesundheit und Vitalität beitrug.

Spulen wir bis in die heutige Zeit vor, und die Landschaft unserer Ernährung hat sich drastisch verändert. Wie ein alter Code, der bis zur Unkenntlichkeit verändert wurde, ist das Gleichgewicht von Omega-6 und Omega-3 in unserer Ernährung stark verzerrt worden. Heute hat sich das Verhältnis in der westlichen Ernährung auf schwindelerregende 20-100:1 erhöht. Es ist, als ob wir von einem gut ausgetretenen Pfad in ein unbekanntes Terrain voller gesundheitlicher Probleme abgekommen sind.

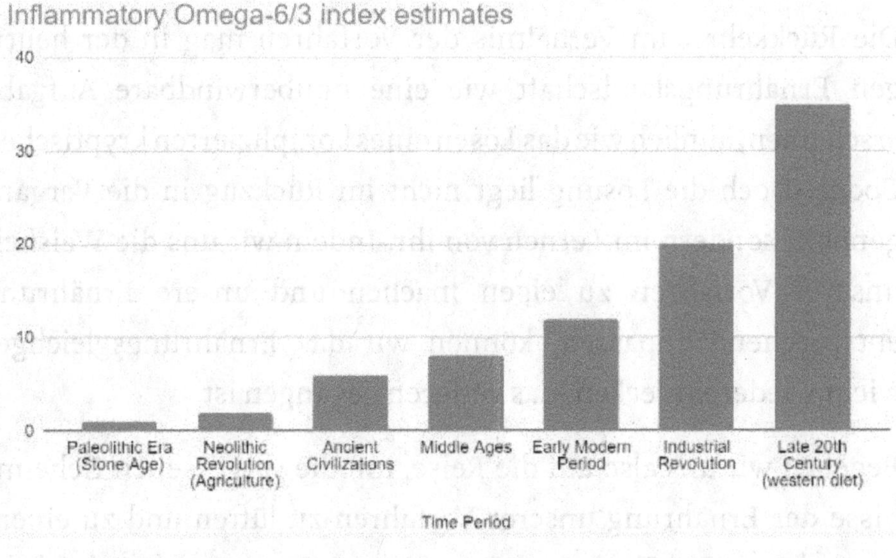

Abb. 2: In der Geschichte der menschlichen Evolution hat sich der Omega-6 to -3 Index von 1:1 auf 35:1 erhöht. [12]

Doch wie konnte es dazu kommen, dass wir uns so weit von unseren Ernährungswurzeln entfernt haben? Die Antwort liegt in den subtilen, aber beständigen Veränderungen unserer Ernährungsgewohnheiten im Laufe der Jahrhunderte. Mit der fortschreitenden Zivilisation begann unsere Ernährung, Lebensmittel mit einem hohen Anteil an Omega-6-Fettsäuren zu bevorzugen. Die Fortschritte in der Landwirtschaft und die Industrialisierung führten zu einer weiteren Verschiebung unserer Ernährung hin zu Omega-6-reichen Getreiden und Ölen.

Diese Umstellung, die vielleicht harmlos erscheinen mag, hatte tiefgreifende Auswirkungen auf unsere Gesundheit. So wie eine geringfügige Änderung in einem komplizierten Code eine Kaskade unerwarteter Folgen auslösen kann, hat diese Verschiebung des Verhältnisses von Omega-6 zu Omega-3 weitreichende Konsequenzen. Es ist kein Zufall, dass wir heute mit einer Flut von chronischen Krankheiten zu kämpfen haben, die zu Zeiten unserer Vorfahren praktisch unbekannt waren.

Die Rückkehr zum Verhältnis der Vorfahren mag in der heutigen Ernährungslandschaft wie eine unüberwindbare Aufgabe erscheinen, ähnlich wie das Lösen eines komplizierten kryptischen Codes. Doch die Lösung liegt nicht im Rückzug in die Vergangenheit, sondern im Lernen von ihr. Indem wir uns die Weisheit unserer Vorfahren zu eigen machen und unsere Ernährung entsprechend anpassen, können wir das Ernährungsgleichgewicht wiederentdecken, das verloren gegangen ist.

Begeben wir uns also auf die Reise, um die vergessenen Geheimnisse der Ernährung unserer Vorfahren zu lüften und zu einem gesünderen Verhältnis von Omega-6 zu Omega-3 zurückzukehren. Es ist schließlich eine Suche nach unserer Gesundheit und ein Schritt hin zum Verständnis der komplizierten Beziehung zwischen unserer Ernährung und unserem Wohlbefinden.

Betrachten Sie die erschütternden Statistiken, die sich aus den Ergebnissen von über einer Million Entzündungstests in der westlichen Welt ergeben. Die Zahlen zeichnen ein Bild, das einem sorgfältig konstruierten Handlungsstrang nicht unähnlich ist, bei dem jedes Element das Ergebnis auf subtile Weise beeinflusst.

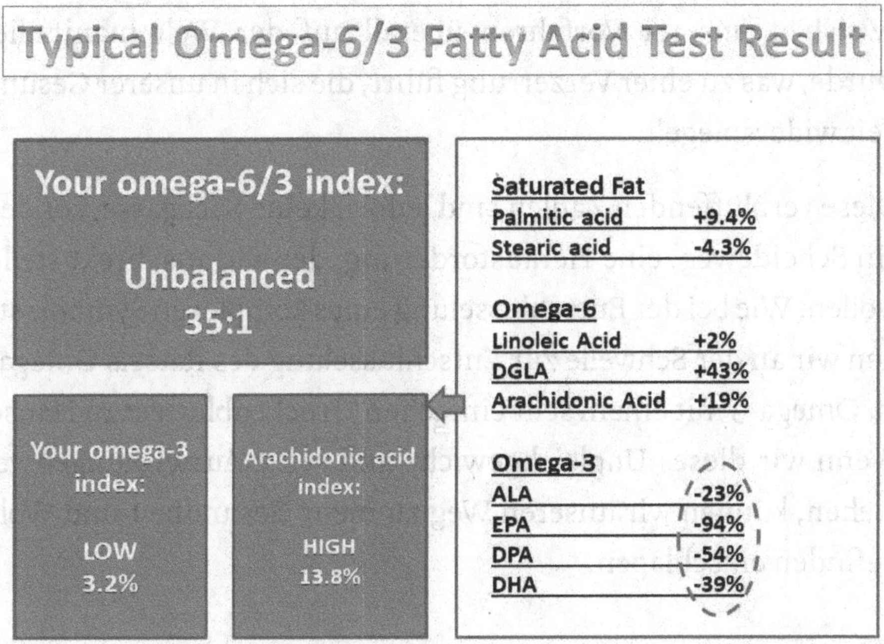

Typical Omega-6/3 Fatty Acid Test Result
Your omega-6/3 index:
Unbalanced
35:1
Your omega-3 index:
LOW
3.2%
Arachidonic acid index:
HIGH
13.8%
Saturated Fat
Palmitic acid +9.4%
Stearic acid -4.3%
Omega-6
Linoleic Acid +2%
DGLA +43%
Arachidonic Acid +19%
Omega-3
ALA -23%
EPA -94%
DPA -54%
DHA -39%

Abb. 3: Ein typisches USA Test Resultat liegt bei über 30:1 und selbst Fischereiländer wie Norwegen und Japan testen über 10:1; erwünscht ist ein Index von unter 4:1

Die durchschnittlichen Entzündungstestergebnisse in der westlichen Welt sind ernüchternd. Das Verhältnis von Omega-6 zu Omega-3, einem kritischen Faktor bei Entzündungen, ist mit über 25:1 alarmierend hoch. Es scheint, als ob sich ein kryptisches Ungleichgewicht, das stillschweigend in die Struktur unserer

Ernährung eingewoben ist, auflöst und seine Folgen in unserer kollektiven Gesundheit widerhallen. [13]

Selbst in Ländern, in denen der Fischfang und damit die Aufnahme von Omega-3-Fettsäuren weit verbreitet ist, besteht dieses Ungleichgewicht fort [14]. Obwohl es in Norwegen und Japan, wo die Meere täglich reichlich Nahrung liefern, etwas besser ist als in den USA, liegt das Verhältnis von Omega-6 zu Omega-3 immer noch weit über 10:1. Es scheint, als ob der uralte Code der Ernährungsweisheit unserer Vorfahren überall auf der Welt manipuliert wurde, was zu einer Verzerrung führt, die sich in unserer Gesundheit widerspiegelt.

Diese verblüffenden Zahlen sind jedoch keine Sackgasse, sondern ein Scheideweg, eine Herausforderung, der wir uns direkt stellen wollen. Wie bei der Entschlüsselung eines komplexen Symbols stehen wir an der Schwelle zur Entschlüsselung des Rätsels Omega-6 zu Omega-3 mit einem sehr einfachen "Trockenbluttest zu Hause". Wenn wir dieses Ungleichgewicht und seine Auswirkungen verstehen, können wir unseren Weg zu mehr Gesundheit und Wohlbefinden einschlagen.

2.2 Wie die Landwirtschaft unser Essen verändert hat

In der reichen Geschichte der Menschheit war das Aufkommen der Landwirtschaft eine bahnbrechende Wendung, die nicht nur unseren Lebensstil, sondern auch unsere Ernährungsgewohnheiten revolutionierte. Stellen Sie sich das als ein gewaltiges Rad des Fortschritts vor, das sich stetig dreht und den Lauf unserer Evolution verändert. Doch in ihrem unaufhaltsamen Lauf hat die

Landwirtschaft unsere Ernährung auf subtile Weise umgestaltet und das Gleichgewicht der essenziellen Nährstoffe, insbesondere der Omega-3-Fettsäuren, verändert.

Es ist, als ob wir in ein riesiges Labyrinth gestolpert wären, das die Wahrheit über die allmähliche Verarmung der Omega-3-Fettsäuren in unserer Nahrung verschleiert. Inmitten der Vielzahl verlockender Lebensmittel, die die moderne Landwirtschaft anbietet, haben wir das Kraftpaket Omega-3 aus den Augen verloren. Ultra-verarbeitete Lebensmittel, die traditionelle Mahlzeiten ersetzen, dienen als perfekter Köder und lenken uns von dem Nährstoffungleichgewicht ab, das sie in sich tragen.

Unser Ernährungsumweg macht nicht bei verarbeiteten Lebensmitteln halt. Sogar bei der Wahl des Fleisches haben wir uns von dem Weg entfernt, den unsere Vorfahren gegangen sind. Früher war rotes Fleisch von grasgefütterten Tieren ein hervorragender Lieferant von Omega-3-Fettsäuren, sozusagen ein versteckter Hinweis, der uns zu optimaler Gesundheit führte. Heute sieht die Sache jedoch anders aus. Unsere Vorliebe für getreidegefüttertes Fleisch hat den Omega-3-Gehalt in unserer Ernährung stillschweigend, aber deutlich verringert.

Das Gleiche gilt für die Wahl unserer Meeresfrüchte. Kaltwasserfische, die Omega-3-Schatztruhen der Natur, sind nach und nach von unseren Tellern verschwunden. Je weiter wir uns von diesen reichhaltigen Quellen entfernen, desto mehr scheint es, als ob wir uns von einem lebenswichtigen Hinweis entfernen, der den Schlüssel zur Entfaltung unseres Gesundheitspotenzials enthält.

Zu diesem Rätsel tragen auch die als Omega-3-reich angepriesenen Lebensmittel bei - Nüsse, Öle und dergleichen. Sie scheinen uns zurück zu unseren Omega-3-Wurzeln zu führen, aber genau hier liegt der Haken. Diese Lebensmittel enthalten zwar tatsächlich Omega-3, haben aber auch einen hohen Omega-6-Gehalt. Es ist, als wären sie eine kryptische Falle, die ein Geheimnis im Geheimnis birgt, ein Omega-3-Versprechen, das in ein Omega-6-Rätsel verpackt ist.

Dieser Wandel in unserer Ernährung, der durch die modernen landwirtschaftlichen Praktiken vorangetrieben wird, spiegelt die vielschichtigen Verschwörungen wider, die die Erzählungen in einem Kriminalroman vorantreiben. Unter der Oberfläche des Überflusses an Nahrungsmitteln verbirgt sich das Komplott der Omega-3-Verarmung, das im Stillen unsere Gesundheit beeinflusst.

Tatsächlich könnte der Weg zu einer optimalen Omega-3-Zufuhr so rätselhaft und verworren erscheinen wie der Handlungsstrang von Dostojewskis "Verbrechen und Strafe". Stellen Sie sich eine Durchschnittsperson vor, die versucht, sich in der labyrinthartigen Landschaft der Online-Ernährungsinformationen mit ihren 60.000 Büchern und 100.000 Veröffentlichungen zurechtzufinden. Es ist, als befände man sich in einer riesigen Bibliothek, in der unzählige Bände mit Ernährungsratschlägen stehen, die sich gegenseitig widersprechen.

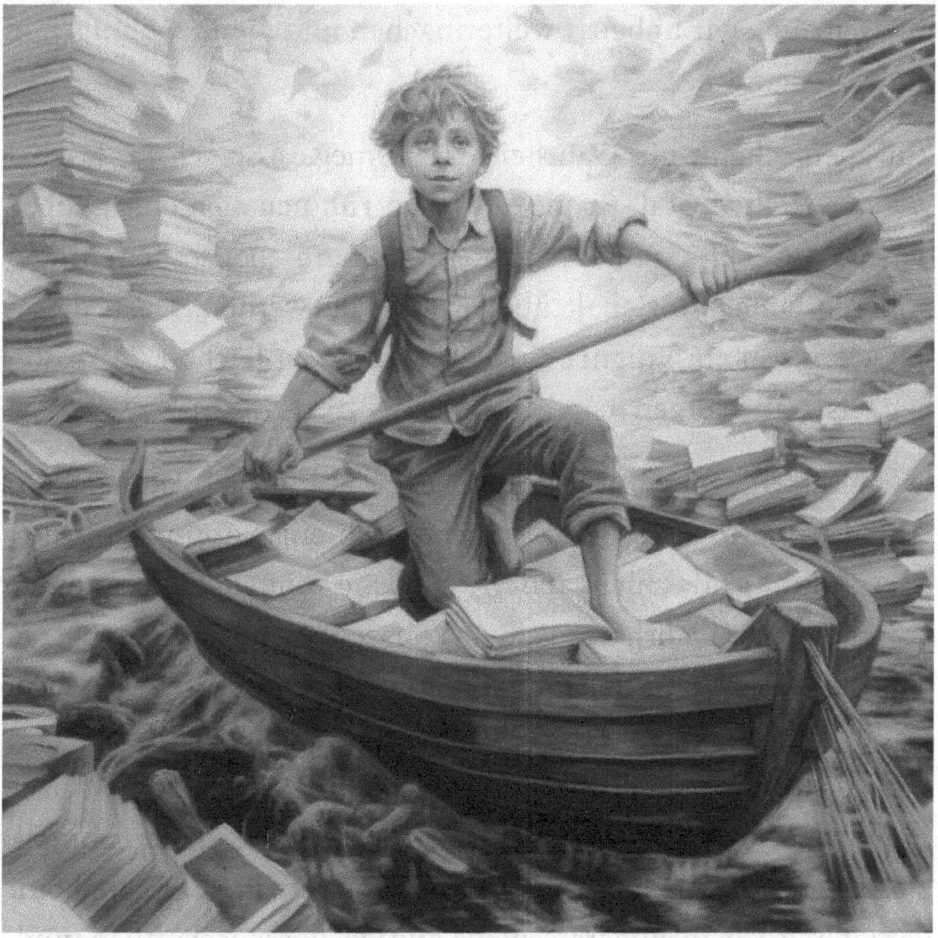

Abb. 4: Navigieren durch mehr als 60.000 Bücher zum Thema Ernährung

Der Weg dorthin ist gespickt mit irreführenden Behauptungen, ungeprüften Ratschlägen und komplexen Ernährungsprotokollen, die die Reihe von trügerischen Hinweisen in einem Roman widerspiegeln. Nehmen wir zum Beispiel die gesamte Diskussion um Cholesterin, Triglyceride und fettes rotes Fleisch. So wie ein erfahrener Wissenschaftler versucht, sich durch verwirrende Symbole und versteckte Wahrheiten zu navigieren, muss der Durchschnittsbürger das verworrene Netz der Online-Ernährungsberatung entschlüsseln. Doch ähnlich wie Simopoulos unbeirrte Bemühungen, die Wahrheit herauszufinden und zu entschlüsseln, müssen auch wir unbeirrt weitermachen und die Erzählungen in Frage stellen.

Zuweilen scheint die Wahrheit über Omega-3 so schwer fassbar wie der Heilige Gral. So viele Quellen rühmen sich eines hohen Omega-3-Gehalts, nur um dann von einem ebenso hohen oder höheren Omega-6-Gehalt überschattet zu werden. Doch dieses Rätsel, das in ein Enigma eingewickelt ist, ist leichter zu verstehen, als man glauben mag.

Jedes Rätsel, egal wie verwirrend es ist, birgt das Potenzial zur Offenbarung in sich. Bei der Suche nach einer optimalen Omega-3-Zufuhr ist das nicht anders. Auch Sie können die verstreuten Fragmente der Wahrheit zu einem kohärenten, nützlichen Bild der Omega-3-Ernährung zusammensetzen. Auch wenn der Weg voller Fehlinformationen und Irreführungen ist, können wir mit Beharrlichkeit und Unterscheidungsvermögen die Spreu vom Weizen trennen. Wie ein scharfsichtiger Symbologe, der einen komplizierten Code entschlüsselt, können wir lernen, in der Kakophonie der Online-Ernährungsratschläge gültige, wissenschaftlich fundierte Informationen zu erkennen und zu verstehen.

In diesem Labyrinth von Ernährungsinformationen ist unser Kompass die wissenschaftliche Forschung, die uns den Weg zum richtigen und nützlichen Wissen weist. Und wie jedes Abenteuer verspricht auch unsere Suche nach der Wahrheit über die Omega-3-Zufuhr, obwohl sie eine Herausforderung darstellt, eine lohnende und aufschlussreiche Reise zu werden, ähnlich wie Huckleberry Finns Abenteuer auf seinem Floß.

Der Weg zurück zu einer optimalen Omega-3-Zufuhr mag geheimnisumwittert erscheinen. Doch so wie jeder Code entschlüsselt werden kann, kann auch jede Herausforderung gemeistert werden. Wenn wir die Schichten unserer Ernährungsgewohnheiten entschlüsseln und den Einfluss der landwirtschaftlichen Praktiken verstehen, können wir beginnen, unsere Ernährungsgeschichte neu zu schreiben.

So beginnt unsere Reise, auf der wir den Weg zurück zum Omega-3-Reichtum zurückverfolgen, bewaffnet mit Wissen, Absicht und der Entschlossenheit, das Ernährungsgleichgewicht unserer Vorfahren wiederzuentdecken. Es ist eine Suche, die den spannenden Abenteuern von Huckleberry Finn ähnelt, die Enthüllungen, Herausforderungen und schließlich eine triumphale Rückkehr zu Gesundheit und Wohlbefinden verspricht.

In der Tat kann die Suche nach einer optimalen Omega-3-Zufuhr mit den spannenden Abenteuern von Huckleberry Finn verglichen werden. Jeder von uns begibt sich auf diese Reise mit einem Entdeckergeist, ähnlich wie der junge, abenteuerlustige Huck, und navigiert durch den riesigen und manchmal entmutigenden Fluss der Ernährungsinformationen.

So wie Huck mit zahlreichen Prüfungen und Schwierigkeiten konfrontiert war, stehen auch wir vor unzähligen Herausforderungen. Wir werden mit irreführenden Informationen konfrontiert, genau wie Huck mit den listigen Plänen der Betrüger, dem "Herzog und König"-Narrativ der westlichen Ernährung. Wir kämpfen mit der Verwirrung durch widersprüchliche Ratschläge, ähnlich wie Huck mit den moralischen und gesellschaftlichen Konflikten seiner Zeit. Aber so wie Hucks Abenteuer seinen Mut und seine Widerstandsfähigkeit auf die Probe stellten, so stellt unsere Reise unsere Entschlossenheit auf die Probe, die Wahrheit zu finden und optimale Gesundheit zu erreichen.

Während seiner Reise erlebte Huck Offenbarungen, die sein Verständnis der Welt und seines Platzes in ihr prägten. In ähnlicher Weise entdecken wir beim Durchwaten des riesigen Stroms von Ernährungsratschlägen wesentliche Wahrheiten über Omega-3, gesättigte Fettsäuren und Cholesterin und ihre wichtige Rolle für unsere Gesundheit. Jedes Stück gültiger Information, das wir sammeln, ist eine Offenbarung, die uns die Augen für die Bedeutung von Fett als entscheidendem Nährstoff öffnet.

Und schließlich, so wie Hucks Geschichte in einer triumphalen Erkenntnis von Freiheit und Verständnis gipfelt, verspricht auch unsere Suche einen Triumph. Es ist ein Triumph über Fehlinformationen und Verwirrung, eine siegreiche Rückkehr zu Gesundheit und Wohlbefinden. Wenn wir die Wahrheit über Omega-3 erkennen und unsere Ernährungsgewohnheiten entsprechend anpassen, gewinnen wir die Kontrolle über unsere Gesundheit zurück.

Lassen Sie uns also diese Suche mit dem Geist von Huckleberry Finn in Angriff nehmen, bewaffnet mit Neugier, Widerstandsfähigkeit und einem unerschütterlichen Wunsch nach Wahrheit. Denn es ist eine Reise, die ebenso aufschlussreich wie heilsam zu sein verspricht und uns zu Gesundheit und Wohlbefinden führt. Genau wie Hucks abenteuerliche Reise ist es eine Reise, die es wert ist, unternommen zu werden.

2.3 Der moderne Teller: Fehlt uns Omega-3?

Die Geheimnisse unserer modernen Ernährung zu enträtseln, ist wie ein schlechtes B-Movie mit unerwarteten Wendungen, versteckten Wahrheiten und Enthüllungen, die sowohl faszinieren als auch aufklären. Könnte es sein, dass unsere kulinarische Landschaft, so vielfältig und verlockend sie auch erscheinen mag, uns auf unserer Suche nach Omega-3 in die Irre führt?

Nehmen wir zum Beispiel unseren unwissentlichen Konsum von Pflanzenölen. Stellen Sie sich einen Durchschnittsamerikaner vor, der unwissentlich täglich bis zu 15 Löffel Pflanzenöle zu sich nimmt, was dem Verzehr von mehr als 300 g Sonnenblumenkernen entspricht. Das ist eine erschütternde Statistik, die wie eine billige Seifenoper unser Verständnis durch eine Wendung der Handlung auf den Kopf stellt.

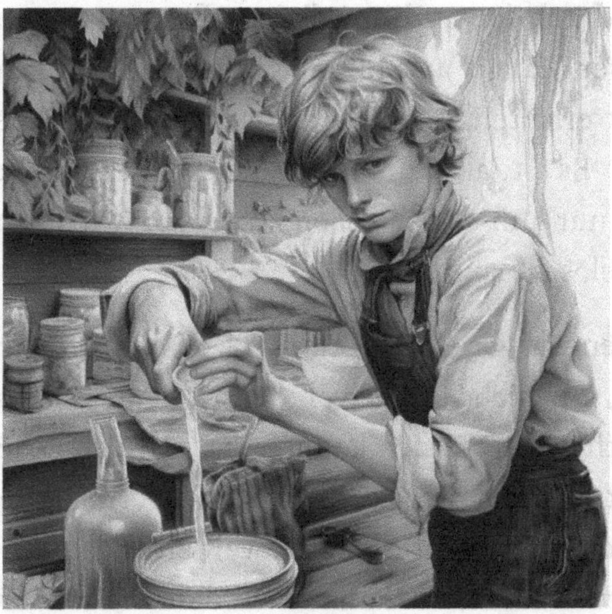

Abb. 5: Huckleberry Finn hätte kaum Pflanzenöl benutzt

Dieses Phänomen ist ein Produkt unserer Zeit, ein Zeugnis für die Macht der modernen industriellen Verarbeitung. Doch ähnlich wie eine geheime Organisation in einem Märchen, die im Verborgenen agiert, könnte uns dieses moderne Wunderwerk von unserem gewünschten Ziel einer ausgewogenen Ernährung wegführen.

Der Überfluss an Pflanzenölen in unserer Ernährung könnte theoretisch ein Segen sein. Rapsöl zum Beispiel hat das Potenzial, die Leber zu schützen, weil es nützliche Mikronährstoffe wie Polyphenole, Tocopherole und Phytosterole enthält. Genau wie die antiken Symbole könnten diese Mikronährstoffe zu einem Schatz und einer besseren Gesundheit führen.

Doch ähnlich wie ein wichtiger Punkt der Handlung, der bis zum letzten Kapitel verborgen bleibt, werden diese potenziellen Vorteile oft durch den traditionellen Raffinationsprozess zunichte gemacht. Der Mangel an Mikronährstoffen führt dazu, dass wir ein Produkt erhalten, das weit von seinem natürlichen Zustand entfernt ist. Es ist, als würden wir eine verschlüsselte Botschaft entziffern, nur um festzustellen, dass der wichtigste Teil des Codes ausgelöscht wurde.

Damit stehen wir vor einem Dilemma, das so kompliziert ist wie ein Thriller, der nicht besser von den riesigen Lebensmittelkonzernen geschrieben werden konnte. Denn Ihnen gehört die Produktionskette. Wenn die Öle, die wir im Überfluss konsumieren, ihrer nützlichen Nährstoffe beraubt werden und uns mit Omega-6 beladen zurücklassen, wie können wir dann hoffen, unsere Omega-3-Aufnahme auszugleichen?

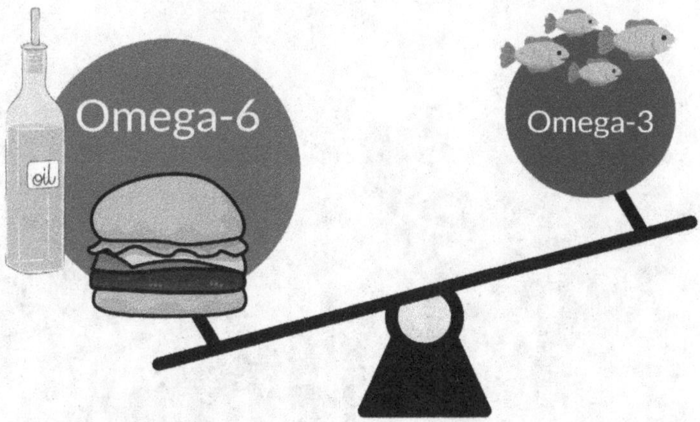

Abb. 6: Das Ungleichgewicht von Omega-6/3 in unserer heutigen Ernährung.

Doch wie jeder Fan eines guten Hitchcock-Films bestätigen würde, ist kein Rätsel zu komplex, kein Code zu unheimlich, um gelöst zu werden. Unser Ernährungspuzzle ist nicht anders. Indem wir das Innenleben unserer Lebensmittelversorgung verstehen, indem wir den Raffinationsprozess und seine Auswirkungen enträtseln, nehmen wir Kurs auf eine Lösung.

Nehmen wir uns also ein Beispiel an Kopernikus' Buch "De revolutionibus orbium coelestium" und stellen wir den Status quo in Frage, stellen wir die Grundlagen unseres Ernährungskosmos in Frage, so wie Kopernikus und Kepler dazu beigetragen haben, das geozentrische Weltbild in Frage zu stellen. Indem wir über das etablierte Narrativ hinausgehen und uns auf das Unerwartete einlassen, können wir den uns umgebenden Ernährungskosmos erhellen und eine neue Ära des Verständnisses und der Ausgewogenheit in der Ernährung einläuten.

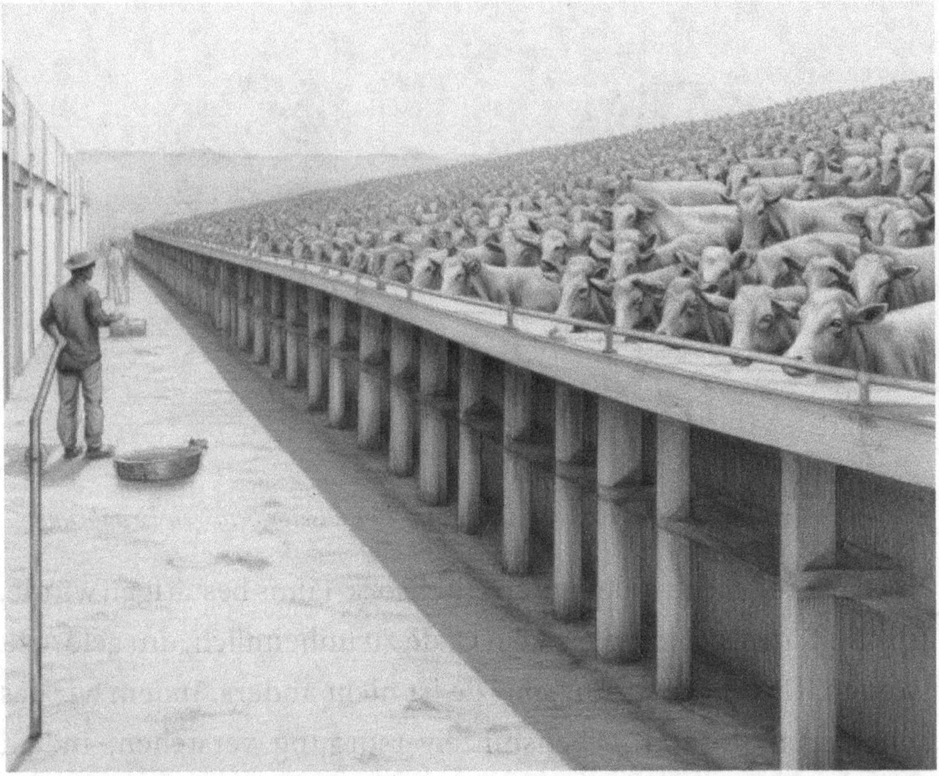

Abb. 7: Heutzutage verlieren grasgefütterte Kühe auf einer Futterstelle den größten Teil Ihres angesammelten Omega-3-Gehalts.

Die Erforschung des Rätsels unserer modernen Ernährung gleicht einem Abenteuer, das so aufregend ist wie Huckleberry Finns Reise den Mississippi hinunter. Die Frage, die sich wie eine unbekannte Insel am Horizont abzeichnet, lautet: Kommen wir auf unserem modernen Teller trotz einer Vielzahl vielfältiger und verlockender Gerichte zu kurz, wenn es um Omega-3?

Plant Foods	ALA (mg)	Omega-6 (mg)	Omega-6/3 Ratio
Flaxseeds	22813	5777	0.25

Chia seeds	17552	5785	0.33
Walnuts	9079	38092	4.20
Hemp seeds	2289	23866	10.42
Canola oil	9179	19962	2.17
Soybean oil (unhydrogenated)	6801	50052	7.36
Purslane	4000	1000	0.25
Perilla oil	14928	3976	0.27
Camelina oil	10200	9600	0.94
Walnut oil	1400	57800	41.29
Mustard oil	1173	18400	15.69
Algal oil (varies)	300-2000	100-500	0.17-1.67

Tabelle: Übliche pflanzliche Lebensmittel, reich an Omega-3-Alpha-Linolsäure (ALA) und ihrem entsprechenden Entzündungsindex (Omega-6/3 Verhältnis, [16]; Hinweis: ALA muss im Körper enzymatisch in EPA und DHA umgewandelt werden und mehr Fakten zu Omega-3 finden Sie im Anhang).

So wie Huck nach Freiheit von seinem einschränkenden und missbräuchlichen Leben strebte, sehnen auch wir uns nach einer Befreiung von den Zwängen, die uns von einem Labyrinth mächtiger Einrichtungen auferlegt werden. Die FDA, Big Pharma, riesige Konzerne, Fast-Food-Ketten - das sind die heutigen Kapitäne unseres Schiffes, die uns auf einem Fluss voller Gesundheitsrisiken steuern.

Hucks Geschichte spielt vor dem Hintergrund einer Gesellschaft, die sich mit moralischen Dilemmata und tief sitzenden Vorurteilen herumschlägt. Auch wir sind Teil einer Geschichte, die von riesigen und scheinbar unüberwindbaren Strukturen beherrscht wird, die unsere Ernährungsfreiheit einschränken, unseren Zugang zu nahrhaften Lebensmitteln begrenzen und unsere Gesundheit gefährden.

Als Leser können wir mit Hucks Notlage mitfühlen. Als Verbraucher empfinden wir ein ähnliches Unbehagen, ein gemeinsames Verlangen, den restriktiven Klauen dieser Organisationen zu entkommen, die dem Profit Vorrang vor der öffentlichen Gesundheit einräumen. So wie Huck sich nach Freiheit sehnte, sehnen wir uns nach der Autonomie, gesündere Ernährungsentscheidungen zu treffen.

In unserer Geschichte spielt Omega-3 eine zentrale Rolle. Es ist unser Floß, unser Werkzeug, um durch die turbulenten Gewässer der modernen Ernährung zu navigieren. Es verkörpert unsere Hoffnung, die Kontrolle über unsere Gesundheit zurückzugewinnen, und bietet uns die Möglichkeit, dem Strom ungesunder Ernährungsgewohnheiten zu widerstehen.

Aber wie Huck müssen wir Mut beweisen. Wir müssen bereit sein, den Status quo in Frage zu stellen und uns den Mächtigen entgegenzustellen, die unsere Ernährungslandschaft diktieren. Wir müssen unsere Ernährung selbst in die Hand nehmen, das Floß weg von verarbeiteten Lebensmitteln lenken und zu den Quellen von Fleisch zurückkehren, die das therapeutische Potenzial von Omega-3 nutzen und sich für seinen Platz in unserer Ernährung einsetzen.

Letztlich spiegelt unsere Reise Hucks Streben nach Freiheit wider. Die Freiheit von Krankheiten. Es ist eine Reise, die Widerstandskraft, kritisches Denken und vor allem die verbissene Entschlossenheit erfordert, unserer Gesundheit in einer Landschaft, die oft gegen uns gestapelt zu sein scheint, Priorität einzuräumen. Aber wie Huck sind wir in der Lage, uns in diesen komplexen Gewässern zurechtzufinden, für Veränderungen einzutreten und letztendlich unsere Ernährungsfreiheit wiederzuerlangen.

Animal Protein	**Omega-3 (grams per 100g)**	**Omega-6 (grams per 100g)**	**Omega-6/Omega-3 ratio**
Grain-fed Beef	0.035	0.39	11.14
Pork	0.10	0.60	6.00
Poultry	0.11	0.25	2.27
Wild Boar	0.09	0.13	1.44
Deer	0.24	0.04	0.17
Elk	0.13	0.11	0.85
Rabbit	0.30	0.04	0.13
Grass-fed Beef	0.07	0.18	2.57

Tabelle: Daten zu Omega-3 Ihnhalt von Fleisch und den entsprechenden Entzündungsindizes (mehr Fakten zu Omega-3 sind im Anhang aufgeführt).

Bitte beachten Sie, dass das Omega-6/3-Verhältnis in verschiedenen Fleischsorten unterschiedlich sein kann. So haben zum Beispiel die magereren Teilstücke oft ein höheres Verhältnis. Und wie bereits erwähnt, spielt die Ernährung des Tieres eine wichtige Rolle bei der Bestimmung des Verhältnisses. So hat Rindfleisch, das mit Gras gefüttert wurde, ein günstigeres Omega-6/3-Verhältnis als Rindfleisch, das mit Getreide gefüttert wurde, was auf die verschiedenen Arten von Gras und Futter zurückzuführen ist, die die Tiere fressen. [17, 18]

Zusammenfassend zeigen die obigen Tabellen, dass nur wenige Lebensmittel nennenswerte Mengen an Omega-3 enthalten, und wir werden später darauf eingehen, dass Kaltwasserfische wahrscheinlich die beste Quelle für EPA und DHA sind. Pflanzliche Quellen enthalten nur ALA und sehr wenig EPA und DHA, und ALA muss im Körper enzymatisch umgewandelt werden, ein Prozess, der sehr ineffizient ist. Wie später noch erläutert wird, ist Omega-3 außerdem häufig ranzig und muss daher frisch verzehrt werden.

Kapitel 3

Omega-3 und Ihre Gesundheit

Eine Fantastische Verbindung

3.1 Eine geheime Zutat zur Verringerung Ihrer Entzündungen

Eine umfassende Darstellung aller Stoffwechselfunktionen im Körper, an denen Omega-3 beteiligt ist, würde den Rahmen dieses Buches sprengen. Dennoch soll hier ein kurzer Überblick gegeben werden:

- **Membranfunktion und -flüssigkeit:** Die Kette der Omega-3-Moleküle trägt aufgrund ihrer flexiblen und gekrümmten Beschaffenheit zur 'Fließfähigkeit' und zum Volumen der Zellmembranen bei. Dies ist entscheidend, wenn eine konkave Membranstruktur für die Zellteilung erforderlich ist. DHA wird im Wesentlichen in eine Schicht der Membran (die untere Hemischicht) integriert, während die andere Schicht mehr gesättigte Fettsäuren enthält, um eine Krümmung zu erzeugen. Aus diesem Grund sind auch die "gesättigten Fette" sehr wichtig, insbesondere die Stearinsäure, die nachweislich für die ordnungsgemäße Funktion der Zellen unerlässlich ist. (Siehe Abb. 23 in Kapitel vier und den Anhang).

- **Entzündungshemmende Eicosanoide:** Dies ist ein komplexer Bereich, aber er läuft im Wesentlichen auf den Gegensatz zwischen entzündungsfördernden Omega-6-Fettsäuren und entzündungshemmenden Omega-3-Fettsäuren hinaus. Daher ist es wichtig, das Verhältnis von Omega-6 zu Omega-3 niedriger als 4:1 zu halten! [19]

- **Redox-Potenzial:** Ein oft übersehener Faktor ist die Tatsache, dass Omega-3 leicht oxidiert und somit als wichtiger Akzeptor von Elektronen innerhalb der Zellmembran dient. [20, 21]

- **Transmembran-Proteinfunktion:** Dazu gehört die Funktion von Cytochrom C in den Mitochondrien. Ungefähr 50 % des Kardiolipins in den Herzmuskelfetten ist für die Deckung des hohen Energiebedarfs verantwortlich. Nerven- und Gehirnzellen sind auf die Funktion von Kaliumkanälen angewiesen; ohne DHA können sich diese Kanäle nicht richtig öffnen. Darüber hinaus hilft Omega-3 bei der Bildung von Lipid Rafts - funktionelle Einheiten, die es Proteinkomplexen ermöglichen, zu kommunizieren und zu manövrieren. [22,23]

- **Epoxid-Produkte:** Epoxidprodukte aus oxidierten mehrfach ungesättigten Fettsäuren (PUFAs) haben eine lokal begrenzte gefäßerweiternde Wirkung, was sie für die Gesundheit von Gehirn, Herz und Nieren lebenswichtig macht. Diese Epoxidmoleküle werden jedoch durch spezifische Hydrolasen schnell eliminiert, so dass sie nur kurzlebig sind. [24, 97]

- **Zelluläre Reparatur und Stammzellen:** Ohne ausreichendes Omega-3 kann sich keine Zelle teilen und kein Gewebe aus Stammzellen erneuern. Membrankrümmungen und Reparaturprozesse sind auf asymmetrische Lipid-Doppelschichtstrukturen angewiesen[25].

Die entzündungshemmende Wirkung

Was wäre, wenn ich Ihnen sagen würde, dass es einen Bluttest gibt, der allen anderen zur Messung von Entzündungen überlegen ist, der in der Lage ist, Entzündungen an ihrer Wurzel zu erfassen - ein Test, dessen Ergebnisse alle anderen Entzündungsmarker beeinflussen. Dies ist der Omega-6/3-Index.

In der wissenschaftlichen Gemeinschaft besteht kein Zweifel mehr daran, dass systemische Entzündungen die zentrale Grundlage für viele chronische Zivilisationskrankheiten wie das metabolische Syndrom, Herz-Kreislauf-Erkrankungen, Demenz und Krebs sind. Es gibt viele Mechanismen, wie Omega-3 in jedem Aspekt der Körperfunktionen wirkt. Die Verringerung chronischer Entzündungen ist jedoch wahrscheinlich der wichtigste von allen! [26]

Für fast jeden Nährstoffmangel hat der Körper Schutzmechanismen, um das Leben zu erhalten. Tests haben ergeben, dass 97 % der Bevölkerung heute einen Omega-3-Mangel von 70-95 % aufweisen. Was macht der Körper also, wenn er Omega-3 in der Zelle nicht nutzen kann, weil es nicht verfügbar ist? Er ersetzt Omega-3 durch Omega-6 und Cholesterin! Leider erweist sich Omega-6 (nämlich Arachidonsäure) als höchst entzündungsfördernd. Wenn die Zelle eine Botschaft aussendet oder am Ende ihrer Lebensdauer zusammenbricht, hat die Natur einen Signalmechanismus eingerichtet, bei dem die OMEGA-Fettsäuren am Anfang der so genannten Eicosanoid-Kaskade stehen und daran beteiligt sind. Da nun das Gleichgewicht von Entzündung und Entzündungshemmung chronisch gestört ist, weil das durchschnittliche Verhältnis von über 25:1 oder sogar bis zu 100:1 entzündungsfördernden

Omega-6- zu Omega-3-Fettsäuren beträgt, bombardieren diese entzündungsfördernden Eicosanoide den Körper. [27]

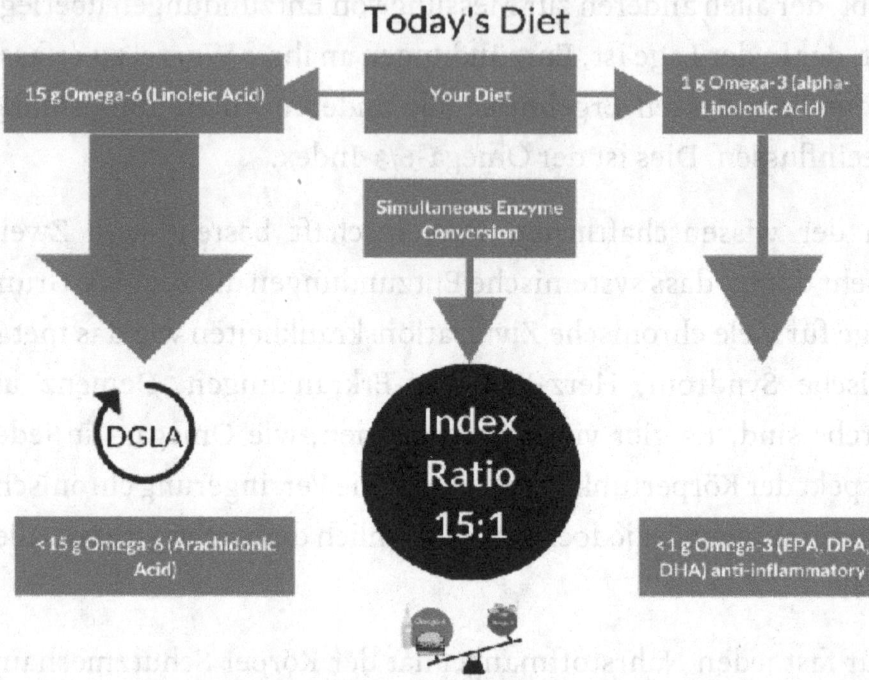

Abb. 8: Die heutige Ernährung führt zu einem hohen Omega-6/3-Verhältnis (Entzündungsindex).

Im Beispiel der oben ist das Verhältnis (omega6/3) 15:1. Oft sammelt sich das entzündungsfördernde Omega-6 namens DGLA (Dihomo-Gamma-Linolensäure) in unserem Körper an, weil der Körper versucht, überschüssige Entzündungen zu reduzieren.

Entzündungshemmende Medikamente wie NSAIDs und Aspirin wirken direkt auf diese Entzündungskaskade ein. Einfach ausgedrückt, hemmen sie die Cyclooxygenase-Enzyme, die die ultimativen Entzündungssignalmoleküle (bekannt als PGE-2) produzieren. Aus dieser Perspektive wird deutlich, dass der Kern des Problems im Ungleichgewicht von Omega-6 zu Omega-3 liegt. Ein gewisses Maß an Entzündung ist in der Tat vorteilhaft und hilft dem Körper bei Reparatur- und Erneuerungsprozessen, aber das Vorhandensein chronisch hoher Mengen an Arachidonsäuren (AA) ist problematisch. Interessanterweise hat der Körper sogar einen negativen Rückkopplungsmechanismus eingerichtet, bei dem sich der AA-Vorläufer DGLA [31] anreichert, weil der Körper bereits seine Grenze erreicht hat.

Das Geheimnis der Entzündungsbekämpfung liegt in der Lipiden Zellmembrane

Das Eintauchen in die Welt der Omega-3-Fettsäuren und ihres gesundheitlichen Nutzens ist wie das Eintauchen in eine spannende Geschichte, in eine Welt, in der es viele Geheimnisse gibt, in der Enthüllungen verblüffen und Wissen zu Macht wird. Lassen Sie uns also das Geheimnis lüften: Warum gelten Fischöle als die bessere Quelle für Omega-3? Und was genau ist die Wirkung von Omega-3?

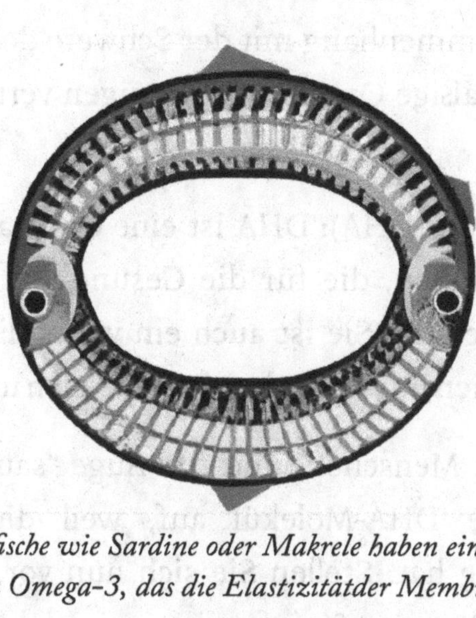

Abb. 9: Kaltwasserfische wie Sardine oder Makrele haben einen hohen Gehalt an spezifischem Omega-3, das die Elastizitätder Membrane erhöht.

Um dieses Geheimnis zu verstehen, müssen wir unter die Oberfläche der Zelle vordringen. Das Reich der Omega-3-Fettsäuren ist reichhaltig und vielfältig, aber nicht alle Quellen dieses essenziellen Nährstoffs sind gleich. Zweifellos ist Fischöl besonders reich an EPA [28]. Sowohl EPA als auch DHA sind die Hauptakteure in diesem Spiel, die Tiger Woods und Maradonnas der Fette.

Eicosapentaensäure (EPA): Diese Omega-3-Fettsäure mit 20 Kohlenstoffatomen ist eine der am häufigsten vorkommenden Fettsäurearten in Fischöl. EPA ist vor allem für seine entzündungshemmenden Eigenschaften und seine Auswirkungen auf die Herzgesundheit bekannt.

Jüngste Studien haben gezeigt, was wir mindestens seit den 1960er Jahren wissen [111], wie Fettlebern durch entzündliches Omega-6 beeinträchtigt werden. Lands 2017: "Eine vierwöchige Fischöl-Supplementierung führte bei den Probanden zu einer deutlichen Abnahme von Thromboxan und Aggregation. Omega-6 bewirkt eine Verschiebung der gesunden Physiologie in Richtung Pathophysiologie. Der Anteil von n-6 in den Gewebe-HUFA steht in direktem Zusammenhang mit der Schwere der Erkrankungen, die durch übermäßige Omega-6-Wirkungen verursacht werden." [112]

Docosahexaensäure (DHA): DHA ist eine Omega-3-Fettsäure mit 22 Kohlenstoffatomen, die für die Gesundheit von Gehirn und Augen unerlässlich ist. Sie ist auch ein wesentlicher Bestandteil von Zellmembranen, insbesondere in Neuronen und der Netzhaut.

Wir sind visuelle Menschen, und das Auge "saugt" buchstäblich jedes verfügbare DHA-Molekül auf, weil die Funktion der Netzhaut Vorrang hat. Stellen Sie sich nun vor, wenn Sie einen Omega-3-Mangel von 90 % aufweisen, wie viel bleibt dann noch für Ihr Gehirn übrig?

Die Netzhaut des Auges, insbesondere die Photorezeptorzellen in der Netzhaut, ist außergewöhnlich reich an DHA (Docosahexaensäure), einer Omega-3-Fettsäure. DHA macht über 50 % des gesamten Fettsäuregehalts in der Netzhaut aus [29].

Die hohe DHA-Konzentration in der Netzhaut ist entscheidend für die Aufrechterhaltung der Fluidität der Photorezeptormembranen, die wiederum die Funktion der Proteine in diesen Membranen unterstützt. Diese Proteine sind wichtig, damit die Photorezeptorzellen Licht absorbieren und in elektrische Signale umwandeln können, die das Gehirn als visuelle Informationen interpretiert. Ein Mangel an DHA kann sich daher negativ auf das Sehvermögen auswirken und zu Erkrankungen wie der Netzhautdegeneration beitragen.

Darüber hinaus dient DHA auch als Vorläufer von Neuroprotectin D1, einem Molekül, das entzündungshemmend wirkt und Netzhautzellen vor oxidativem Stress schützt, was die Bedeutung von DHA für die Augengesundheit weiter unterstreicht. [30]

In der Tat setzt der Körper bei der Zuteilung von Nährstoffen Prioritäten auf der Grundlage ihrer relativen Bedeutung für verschiedene Organe und Gewebe. Die Netzhaut ist unglaublich reich an DHA, einer der wichtigsten Omega-3-Fettsäuren. Sie spielt eine entscheidende Rolle bei der Aufrechterhaltung der Sehkraft und der Gesundheit der Augen, weshalb der Körper dafür sorgt, dass die Netzhaut ausreichend mit DHA versorgt wird.

Das Gehirn ist ein weiteres Organ, das für seine Funktion in hohem Maße von Omega-3-Fettsäuren, insbesondere DHA, abhängig ist. DHA ist wichtig für die Gesundheit des Gehirns und unterstützt die kognitive Funktion, das Gedächtnis, die Stimmung und die allgemeine geistige Gesundheit. Ein Mangel an DHA kann diese Aspekte der Gehirnfunktion beeinträchtigen.

Wenn die Ernährung eines Menschen einen starken Mangel an Omega-3-Fettsäuren aufweist, was sich in einem sehr niedrigen Omega-3-Index widerspiegelt, kann dies zu Mängeln sowohl in der Netzhaut als auch im Gehirn führen. Daher ist eine ausreichende Zufuhr von Omega-3-Fettsäuren über die Nahrung, z. B. durch fetten Fisch, oder durch Nahrungsergänzungsmittel entscheidend für die Erhaltung der Gesundheit von Augen und Gehirn.

Fischöle als Sieger eines komplizierten Komplotts, aber was zeichnet sie aus?

Fischöle, insbesondere die aus fettem Fisch gewonnenen, enthalten einen hohen Anteil an EPA und DHA, zwei Omega-3-Fettsäuren, deren gesundheitlicher Nutzen umfassend untersucht wurde. Es ist, als hätten wir einen Schatz an alten Symbolen ausgegraben, von denen jedes für einen Weg zu mehr Gesundheit steht: Gesundheit des Herzens, des Gehirns, der Augen und mehr.

Doch die Sache wird noch komplizierter. Fischöle, die Protagonisten unserer Geschichte, sind ein Naturprodukt und bergen noch ein weiteres Geheimnis - sie enthalten seltene Formen von Omega-3, die noch nicht vollständig erforscht sind. Dies ist das faszinierende Reich des unbekannten Omega-3, die unterirdische Krypta, in der ungeahnte Geheimnisse darauf warten, ausgegraben zu werden. Wer weiß, welche verblüffenden Enthüllungen sie für unser Verständnis von Gesundheit und Wohlbefinden bringen könnten?

Wie das Flüstern eines ungebrochenen Codes stellen diese unentdeckten Omega-3 in Fischölen in der Tat eine einzigartige Gelegenheit dar. So wie der "Fänger im Roggen" eine unausgesprochene Wahrheit oder ein ungelöstes Rätsel nicht ruhen lassen würde, sollten auch wir uns dem Streben nach Wissen hingeben. Ähnlich wie der einsichtige, aber desillusionierte Holden Caulfield müssen wir das Akzeptierte in Frage stellen, hinter die Oberfläche blicken und nach den wesentlichen Wahrheiten suchen, die unter den Schichten der Konventionen verborgen liegen. Diese Suche wird uns nicht durch die Roggenfelder der Kohlenhydrat-Illusionen des Lebens führen, sondern durch das fruchtbare Terrain der fettreichen Ernährung, die die wirklich transformierende Kraft von Omega-3 offenbart.

Denken Sie auch daran, dass Fischöle ein Naturprodukt sind. Angesichts der künstlich hergestellten Algenquellen und der aufkommenden Omega-3-Präparate ist es wichtig, darauf hinzuweisen, dass wir nicht über ein vollständiges Bild aller Inhaltsstoffe verfügen. Daher gibt es neben den gängigen Formen von Omega-3-Fettsäuren (EPA, DHA, DPA, ALA) auch einige weniger bekannte und weniger häufig vorkommende Arten. Dazu gehören unter anderem:

Eicosatriensäure (ETA): Eine Omega-3-Fettsäure, die manchmal in Fischöl enthalten ist. Sie ist im Vergleich zu EPA und DHA weniger gut erforscht. [32]

Stearidonsäure (SDA): Eine Omega-3-Fettsäure mit 18 Kohlenstoffatomen, die typischerweise in Pflanzenölen vorkommt, aber auch in einigen Arten von Fischöl enthalten ist.

Heneicosapentaensäure (HPA): Eine Omega-3-Fettsäure mit 21 Kohlenstoffatomen. Sie ist weniger verbreitet als EPA, DHA und DPA und kommt in geringen Mengen in einigen Fischarten vor.

Tetracosapentaensäure: Eine Omega-3-Fettsäure mit 24 Kohlenstoffatomen, die ebenfalls seltener vorkommt und in geringen Mengen in bestimmten Fischsorten und Meeresölen enthalten ist.

Tetracosahexaensäure (Nisinsäure): Eine sehr langkettige (24 Kohlenstoffe) Omega-3-Fettsäure, die in einigen Fischarten gefunden wurde.

Die gesundheitlichen Vorteile dieser seltenen Omega-3-Fettsäuren sind jedoch nicht so gut untersucht wie die von EPA, DHA und ALA. Obwohl sie in Fischöl enthalten sind, werden sie daher oft nicht als Hauptquelle für Omega-3-Fettsäuren hervorgehoben.

'Definition - Leben' und was ist DNA ohne Ihre Zelle?

Der Stoff, aus dem das Leben ist, die DNA, wurde uns durch die Beharrlichkeit und den Mut von Watson und Crick enthüllt. Doch hinter ihrer bahnbrechenden Entdeckung stand eine unbesungene Heldin, Rosalind Franklin, deren Foto 51 eine entscheidende Rolle beim Verständnis der Struktur der DNA spielte [33]. Sie erforschten nicht nur ein Molekül, sondern die Essenz dessen, was uns zu dem macht, was wir sind.

Der Geist dieser wissenschaftlichen Pioniere sollte der Nordstern sein, der unser Streben leitet, die Feinheiten der Ernährung zu enträtseln. Wie Franklin müssen wir bereit sein, tief zu tauchen und das Unsichtbare zu beleuchten, um unser eigenes "Foto 51"-Bild von Omega-3 zu machen. Wir müssen die unsichtbare Rolle, die diese essenziellen Fettsäuren in unserem Körper spielen, aufdecken und ihre tiefgreifenden Auswirkungen auf unsere Gesundheit ans Licht bringen.

Diese Erkundung geht über den klinischen und wissenschaftlichen Bereich hinaus. Es geht darum, gesellschaftliche Missverständnisse, Mythen und Fehlinformationen über Ernährung aufzuklären. Diese Aufgabe ist in der Tat entmutigend, aber so wie Franklins fotografische Fähigkeiten bei der Entdeckung der DNA von entscheidender Bedeutung waren, so ist auch unsere Fähigkeit, ein klares und präzises Bild der Rolle von Omega-3 für die Gesundheit zu vermitteln.

Und in ähnlicher Weise geht es bei der Erforschung von Omega-3-Fettsäuren nicht nur um einen Nährstoff, sondern um die Essenz unserer Gesundheit. Die Zellmembran besteht zu 50 % aus Proteinen und zu 50 % aus Lipiden, die auf Omega-3 angewiesen sind. Sie halten sich gegenseitig bei Laune und kontrollieren, was in die Zelle hinein und aus ihr heraus geht. EG-Nervenzellen kanalisieren Natrium und Kalium, um ein elektrisches Signal zu erzeugen, und dieser Kaliumkanal ist zum Öffnen und Schließen auf Omega-3 angewiesen.

Omega-3-Fettsäuren spielen eine wichtige Rolle für unsere Gesundheit, die über ihren grundlegenden Nährwert hinausgeht. Es handelt sich dabei um eine Art mehrfach ungesättigtes Fett, das unser Körper nicht selbst herstellen kann und das daher mit der Nahrung aufgenommen werden muss. Schauen wir uns einmal genauer an, wie Omega-3-Fettsäuren zu unserer Gesundheit beitragen:

Gesundheit der Zellmembranen: Omega-3-Fettsäuren sind ein wesentlicher Bestandteil der Phospholipide, aus denen die Zellmembranen in unserem Körper bestehen. Sie verleihen den Zellmembranen Flexibilität und Integrität, was dazu beiträgt, den Durchgang von Substanzen in und aus den Zellen zu kontrollieren.

Neurologische Funktion: Omega-3-Fettsäuren sind besonders im Gehirn und im Nervensystem konzentriert, wo sie für die kognitive Funktion und das Verhalten von entscheidender Bedeutung sind. Studien haben gezeigt, dass ein Mangel an Omega-3-Fettsäuren zu Stimmungsstörungen, kognitivem Abbau und neurologischen Anomalien führen kann.

Gesundheit des Herzens: Omega-3-Fettsäuren wirken nachweislich entzündungshemmend, blutdrucksenkend und senken den Triglyzeridspiegel, was alles zur Herzgesundheit beiträgt. Sie tragen auch zur Verhinderung von Blutgerinnseln und Herzrhythmusstörungen bei, die zu Herzinfarkt und Schlaganfall führen können.

Kaliumkanäle: Wie die Forschungen von Dr. Toshinori Hoshi zeigen, können Omega-3-Fettsäuren die Kalzium-abhängigen Kaliumkanäle (BK-Kanäle) mit großer Leitfähigkeit direkt aktivieren. Diese Aktivität kann zu einer Erweiterung der Blutgefäße und zur Senkung des Blutdrucks führen.

Entzündungen und Immunität: Omega-3-Fettsäuren können helfen, Entzündungen im Körper zu verringern und zu einem gut funktionierenden Immunsystem beizutragen. Dies geschieht durch die Produktion von Substanzen, die Resolvine und Protectine genannt werden und entzündungshemmende Eigenschaften haben. [34]

Diese verschiedenen Funktionen machen Omega-3-Fettsäuren zu einem wesentlichen Bestandteil einer gesunden Ernährung. Zu den Lebensmitteln, die reich an Omega-3-Fettsäuren sind, gehören fetter Fisch (wie Lachs, Makrele und Sardinen), Leinsamen, Chiasamen, Walnüsse und bestimmte Algenarten. Selbst wenn diese Lebensmittel nicht regelmäßig verzehrt werden, zeigen Tests, dass ohne Nahrungsergänzung ein gesunder Entzündungsindex von unter 4:1 nicht erreicht werden kann.

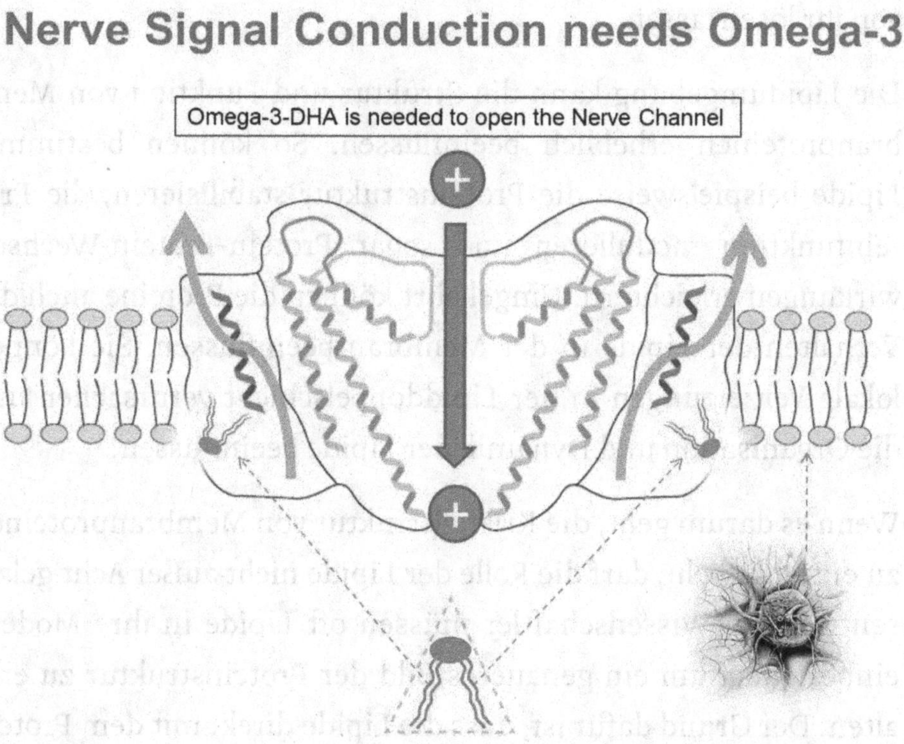

Abb. 10: Schematische Darstellung eines Ionenkanals; um sich zu öffnen und Ionen durch die Membran zu transportieren, wird DHA für die Konformationsänderung der äußeren Helix benötigt. Omega-3-Fettsäuren senken den Blutdruck durch direkte Aktivierung von Ca2+-abhängigen K+-Kanälen mit großer Leitfähigkeit. (Abbildung wurde angepasst aus [35])

In der Tat sind Lipide und Membranproteine in der Zellbiologie eng miteinander verbunden. Sie sind beide wesentliche Bestandteile von Zellmembranen und stehen in enger Wechselwirkung miteinander, um die ordnungsgemäße Funktion der Zelle zu gewährleisten.

Membranproteine sind entweder in die Lipiddoppelschicht eingebettet oder mit ihrer Oberfläche verbunden. Integrale Membranproteine beispielsweise dringen in den hydrophoben Kern der Lipiddoppelschicht ein, während periphere Membranproteine nur lose an die Lipiddoppelschicht gebunden sind und sich leicht von ihr lösen lassen.

Die Lipidumgebung kann die Struktur und Funktion von Membranproteinen erheblich beeinflussen. So können bestimmte Lipide beispielsweise die Proteinstruktur stabilisieren, die Proteinfunktion modulieren und sogar Protein-Protein-Wechselwirkungen erleichtern. Umgekehrt können die Proteine auch das Verhalten der Lipide in der Membran beeinflussen. Sie können lokale Verzerrungen in der Lipiddoppelschicht verursachen und die Organisation und Dynamik der Lipide beeinflussen.

Wenn es darum geht, die Kristallstruktur von Membranproteinen zu entschlüsseln, darf die Rolle der Lipide nicht außer Acht gelassen werden. Wissenschaftler müssen oft Lipide in ihre Modelle einbeziehen, um ein genaueres Bild der Proteinstruktur zu erhalten. Der Grund dafür ist, dass die Lipide direkt mit dem Protein interagieren und seine Konformation beeinflussen können.

Zusammenfassend lässt sich also sagen, dass Lipide und Membranproteine in hohem Maße voneinander abhängig sind und ihr Zusammenspiel für die ordnungsgemäße Funktion der Zellen entscheidend ist. Jede Störung dieser Beziehung kann erhebliche Auswirkungen auf die Zellfunktionen haben und möglicherweise zu Krankheiten führen.

Lipid Rafts sind spezialisierte Mikrodomänen der Plasmamembran, die mit Cholesterin, Sphingolipiden und bestimmten Proteinen angereichert sind. Sie dienen als Organisationszentren für den Zusammenbau von Signalmolekülen, beeinflussen die Membranfluidität und den Transport von Membranproteinen und regulieren die Neurotransmission und den Rezeptor-Transport.

Omega-3-Fettsäuren, einschließlich EPA und DHA, können in Lipid Rafts eingebaut werden und deren Zusammensetzung und Funktion beeinflussen. Es ist bekannt, dass diese Fettsäuren Cholesterin aus den Lipid Rafts verdrängen [36], was zu Veränderungen der Größe, Form und Funktion des Rafts führt. Diese Verdrängung kann die Signalwege beeinflussen, die von diesen Rafts ausgehen.

Kernrezeptoren sind eine Klasse von Proteinen, die in Zellen vorkommen und für die Wahrnehmung von Steroid- und Schilddrüsenhormonen und bestimmten anderen Molekülen verantwortlich sind. Sobald diese Rezeptoren aktiviert sind, können sie an bestimmte DNA-Sequenzen binden und die Expression benachbarter Gene beeinflussen. Sie steuern im Wesentlichen die "Schalter", die Gene ein- und ausschalten.

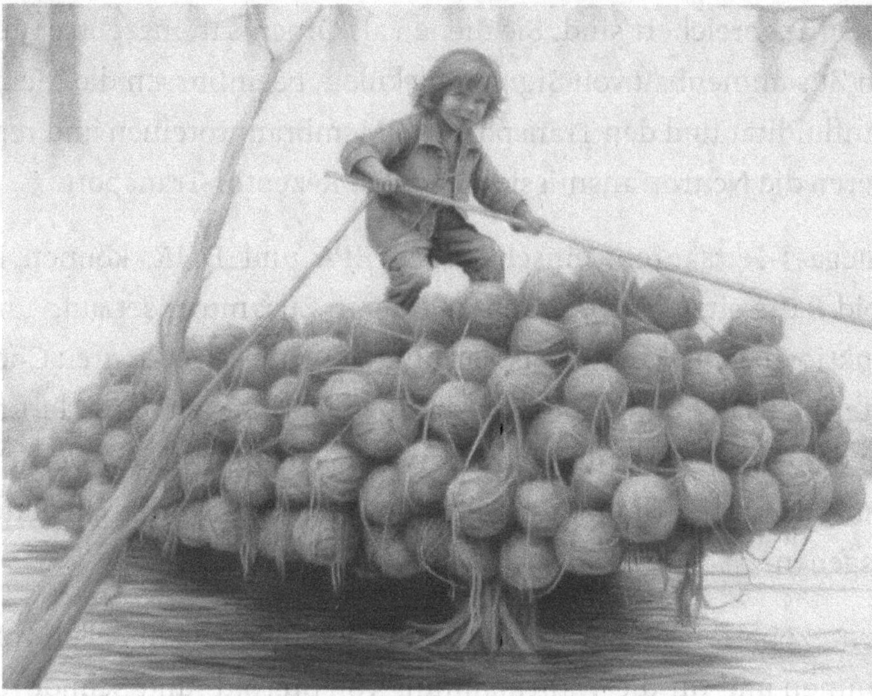

Abb. 11: Das Lipidfloß von Huckleberry.

Der Einbau von Omega-3-Fettsäuren in die Lipid Rafts kann die Aktivität dieser Kernrezeptoren beeinflussen. So ist beispielsweise bekannt, dass Omega-3-Fettsäuren die Peroxisom-Proliferator-aktivierten Rezeptoren (PPARs), eine Art Kernrezeptor, aktivieren. Einmal aktiviert, können PPARs die Expression von Genen beeinflussen, die am Fettstoffwechsel, an Entzündungen und an anderen Prozessen beteiligt sind.

Omega-3-Fettsäuren können also durch ihren Einbau in Lipid Rafts und ihre Interaktion mit Kernrezeptoren tiefgreifende Auswirkungen auf die Genexpression und die Zellfunktion haben. Dies ist ein weiterer Grund, warum diese Fettsäuren so wichtig für unsere Gesundheit sind. [37]

Wenn wir uns auf diese Suche begeben, sollten wir uns an den Wagemut von Watson und Crick, die beharrliche Neugier von

Franklin und ihren gemeinsamen Wunsch erinnern, die tiefsten Geheimnisse des Lebens zu ergründen. Wir müssen über die etablierten Grenzen des Ernährungswissens hinausgehen und es wagen, Fragen zu stellen, zu erforschen und die Wahrheit ans Licht zu bringen.

Die komplexe Geschichte von Omega-3 wartet darauf, erzählt zu werden, ebenso wie die Geschichte der Zellmembran und ihrer möglichen Auswirkungen auf die Gesundheit, die es zu erzählen gilt. So wie Watson, Crick und Franklin mit der Enthüllung der DNA-Struktur unser Verständnis vom Leben verändert haben, haben auch wir die Macht, unseren Ansatz für Gesundheit und Wohlbefinden zu revolutionieren, indem wir darüber nachdenken, was Leben wirklich ist.

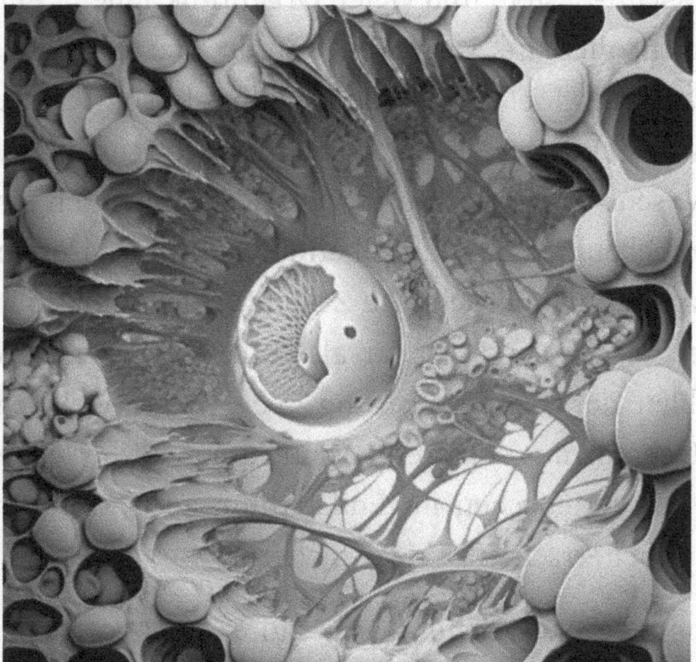

Abb. 12: Illustration eines durch die Lipidmembran geschützten Zellkerns.

Wie kann es sein, dass ein kritischer Omega-3-Mangel zu Krankheiten führen kann?

Der menschliche Körper ist in der Tat bemerkenswert widerstandsfähig, aber es gibt Grenzen für das, was er über längere Zeiträume ertragen kann. Ein ständiger Mangel von 90 % an einem essenziellen Nährstoff kann über Jahre und Jahrzehnte hinweg verheerende Auswirkungen auf unsere Gesundheit haben. Dies gilt für viele Nährstoffe wie Magnesium, Vitamin D oder B12, die jedoch innerhalb von Stunden oder Tagen wieder aufgefüllt werden können. Nicht so bei Omega-3! Wenn sich erst einmal ein Mangel an Omega-3 aufgebaut hat, kann es Jahre dauern, bis die volle Funktionsfähigkeit unserer Organe wiederhergestellt ist. Schlimmer noch, es drohen dauerhafte Schäden an Nerven, Herz-Kreislauf-System und vielen Organfunktionen. Auch wenn wir vielleicht nie ganz verstehen werden, warum die Natur ein so empfindliches Molekül in den Mittelpunkt so wichtiger Stoffwechselfunktionen gestellt hat, spielen die evolutionären Verbindungen zwischen Einzellern und Vielzellern sicherlich eine Rolle. Zu jedem beliebigen Zeitpunkt befinden sich in unserem Körper mehr Einzeller als menschliche Zellen. Vielleicht hat der Schöpfer diesen Mechanismus sogar als "Kill Switch" eingebaut, um dem Problem der Überbevölkerung zu begegnen. Vielleicht wurde dieser Mechanismus sogar eingebaut, um das Überleben einiger weniger fitter Menschen im Endstadium einer von künstlicher Intelligenz beherrschten Welt zu sichern.

Unabhängig davon, welcher Zweck hinter dieser offensichtlichen "Schwäche" steckt, liegt der Grund dafür, dass der Mensch EPA und DHA nicht direkt aus Algen gewinnen kann, in unserer Position am Ende der Nahrungskette. Wie ich bereits erwähnt habe, war es in unserer früheren Existenz als "Jäger und Sammler" nie ein Problem, die richtige Menge an Omega-3 zu erhalten. Es ist unser moderner Lebensstil, der unser Nahrungsangebot dramatisch verändert hat und zu dem Mangel geführt hat, den wir heute sehen.

Wenn wir uns diesen kühnen Geist zu eigen machen, können wir unser Verständnis von Ernährung vertiefen und uns und künftigen Generationen gesundheitliche Vorteile verschaffen. Wir stehen am Rande einer Ernährungsrevolution, die ein Geheimnis lüften wird, das so lebensverändernd ist wie die Doppelhelix. Lassen Sie uns diesen Moment nutzen und ins Licht treten.

Die Zellmembran spielt in der Tat eine entscheidende Rolle bei der Aufrechterhaltung des Lebens einer Zelle. Sie fungiert als Barriere, die das Zellinnere von der äußeren Umgebung trennt, und ist semipermeabel, d. h. sie lässt bestimmte Stoffe passieren, während sie andere fernhält. Diese selektive Durchlässigkeit ist für die Zelle lebenswichtig, um Nährstoffe zu erhalten, Abfallstoffe auszuscheiden und mit anderen Zellen zu kommunizieren.

Die Zellmembran besteht in erster Linie aus einer Phospholipid-Doppelschicht, wobei die Fettsäureschwänze der Phospholipide nach innen gerichtet sind und einen hydrophoben Bereich bilden, während die Phosphatköpfe nach außen gerichtet sind. Dank dieser Struktur ist die Membran flexibel und flüssig. Eingebettet in diese Lipiddoppelschicht befinden sich verschiedene Proteine und andere Moleküle, die spezifische Funktionen wie Transport, Signalübertragung und Zelladhäsion erfüllen.

Omega-3-Fettsäuren, wie EPA und DHA, sind Bestandteile der Phospholipide in der Zellmembran. Sie tragen zur Fließfähigkeit,

Flexibilität und Funktion der Membranen bei. Insbesondere DHA ist in den Zellmembranen des Gehirns und der Netzhaut stark konzentriert und spielt dort eine entscheidende Rolle für die Nerven- und Sehfunktion.

Omega-3-Fettsäuren tragen nicht nur zur Membranstruktur bei, sondern spielen auch eine wichtige Rolle bei der Zellsignalisierung und Entzündungsregulierung. Sie können in Moleküle namens Eicosanoide und Resolvine umgewandelt werden, die entzündungshemmend wirken.

Im wahrsten Sinne des Wortes tragen Omega-3-Fettsäuren zum "Leben" einer Zelle bei, indem sie die Integrität und Funktion der Zellmembran aufrechterhalten, Zellsignalisierungsprozesse unterstützen und Entzündungen regulieren. Ohne eine tadellose Zellmembran wäre eine Zelle nicht in der Lage zu überleben oder ihre Funktionen, einschließlich der DNA-Replikation und der Genexpression, zu erfüllen.

Noch einmal: Ohne eine funktionierende Zellmembran sind alle Bemühungen umsonst. Bei der Erforschung dieser phantastischen Verbindung zwischen Omega-3 und der Lipidmembran lassen wir uns von Kaltwasserfischen inspirieren, die mit ihrer potenten Mischung aus bekannten und unbekannten Omega-3-Fettsäuren ihre Membranen und Körper in rauer Umgebung flexibel halten. Da Kaltwasserfische reich an EPA und DHA sind, sind sie in der Tat eine geheime Zutat für einen gesünderen Körper, ein Schlüssel zu einem Kryptex, der ein größeres Wohlbefinden ermöglicht, indem er das Leben ermöglicht.

Lassen wir uns also von den Erzählungen der Robin Hoods unter den wahren Helden der Wissenschaft inspirieren, von ihrer unerbittlichen Suche nach der Wahrheit und ihren beeindruckenden Enthüllungen, und lassen wir uns auf das Abenteuer ein, tief in die Welt von Omega-3 einzutauchen. Denn es verspricht eine Reise zu werden, die so spannend ist wie das Entschlüsseln eines uralten Codes und so lohnend wie die Entdeckung eines Geheimnisses, das unser Leben zum Besseren verändern kann.

3.2 Omega-3: Ihr Schutzschild gegen häufige Krankheiten

Sich auf das Gebiet der Schutzwirkung von Omega-3-Fettsäuren gegen häufige Krankheiten einzulassen, gleicht einem Gang durch das Labyrinth der FDA-Erzählungen, das voller Spannung, Verwicklungen und tiefgreifender Enthüllungen steckt. Im Mittelpunkt dieses Labyrinths steht eine entscheidende Erkenntnis: Die gleichzeitige Einnahme eines hohen EPA- und DHA-Gehalts ist für viele Krankheiten von größter Bedeutung.

Um dieses Konzept zu verstehen, müssen wir uns auf eine Reise durch die Stoffwechselwege unseres Körpers begeben, die an Huckleberry Finns Suche nach verborgenen Wahrheiten erinnert. Um zu überleben, ist unser Körper in der Lage, pflanzliche Alpha-Linolensäure (ALA), eine Art von Omega-3, die hauptsächlich in Samen vorkommt, in die längerkettigen Omega-3-Fettsäuren Eicosapentaensäure (EPA) und Docosahexaensäure (DHA) umzuwandeln. Doch ähnlich wie ein kryptischer Code, der nur Teilinformationen preisgibt, ist dieser Umwandlungsprozess alles andere als effizient.

Die Geschwindigkeit, mit der unser Körper ALA in EPA umwandelt, ist relativ gering und so unvorhersehbar wie die Wendungen in einem Krimi. Die Umwandlungsraten sind sehr niedrig und hängen von einer Vielzahl von Faktoren wie Alter, Geschlecht, Genetik und Nahrungsbestandteilen ab [38].

Untersuchungen dieses Stoffwechselweges haben gezeigt, dass die Umwandlungsrate von ALA in EPA sehr niedrig und variabel ist, vergleichbar mit der unvorhersehbaren Natur von Hucks Reise. Abhängig von so unterschiedlichen Faktoren wie den Reisenden, denen Huck auf seiner Reise begegnet, kann diese Umwandlungsrate zwischen null und 8 % liegen. In vielen Fällen, insbesondere bei älteren Menschen, zeigen Fettsäuretests, dass keine Umwandlung in EPA und DHA mehr möglich ist.

Mehrere Studien haben es sich zur Aufgabe gemacht, dieses Geheimnis zu entschlüsseln, indem sie die Umwandlungsrate von ALA in EPA zu klären versuchten. Die Ergebnisse sind jedoch so unterschiedlich wie der Handlungsstrang in Martels' Life of Pi-Saga. Bei Männern liegt die Umwandlungsrate bei nur 0,2 %, was ein kryptisches Rätsel darstellt, das sich mit jeder historischen Herausforderung messen kann, die uns unser Ernährungsweg beschert hat.

Wie eine faszinierende Nebenhandlung, die eine Geschichte bereichert, ist die Umwandlungsrate bei Frauen interessanterweise tendenziell höher als bei Männern. Diese biologische Nuance fügt unserem Verständnis von Omega-3 eine weitere komplexe Ebene hinzu, eine Wendung in der Handlung, die die Bedeutung der direkten Aufnahme von EPA und DHA noch unterstreicht. [39]

Wenn wir uns auf das Abenteuer einlassen, die schützende Wirkung von Omega-3 gegen weit verbreitete Krankheiten zu verstehen, müssen wir es mit dem gleichen kühnen Geist angehen wie Watson und Crick, als sie uns die DNA-Doppelhelix präsentierten. Der Kernpunkt unserer Reise ist eine wichtige Erkenntnis: Um einen optimalen Nutzen für die Gesundheit zu erzielen, wird eine tägliche Zufuhr von 250-500 mg EPA und DHA empfohlen, und bei bestimmten Erkrankungen kann die Empfehlung auf 2-4 Gramm pro Tag steigen.

Unsere Expedition, um dieses Konzept zu verstehen, fühlt sich an wie Hucks Flussreise, während wir durch die komplexen Stoffwechselwege des Körpers navigieren. Wir haben gelernt, dass unser Körper in der Lage ist, Alpha-Linolensäure (ALA) in die essenziellen längerkettigen Omega-3-Fettsäuren Eicosapentaensäure (EPA) und Docosahexaensäure (DHA) umzuwandeln. Ähnlich wie eine schwierige Flussbiegung, auf die Huck stoßen könnte, ist dieser Umwandlungsprozess jedoch mit Ineffizienzen behaftet. Die faszinierende Tatsache, dass Frauen im Allgemeinen eine höhere Umwandlungsrate aufweisen als Männer, hat wahrscheinlich evolutionäre Gründe, die auf die zusätzliche Herausforderung zurückzuführen sind, eine Schwangerschaft aufrechtzuerhalten. Diese merkwürdige Tatsache, die unserem Verständnis von Omega-3 eine weitere Ebene hinzufügt, verdeutlicht die Bedeutung der direkten Aufnahme von EPA und DHA.

Mehrere Forschungsarbeiten, wie die von Burdge, Wootton, Plourde und Cunnane, haben dieses Stoffwechselgebiet ähnlich wie Hucks Fahrt auf dem Mississippi kartografiert. Diese Studien untermauern die Idee, dass die Zufuhr von EPA und DHA über die Nahrung effektiver ist als die Umwandlung von ALA in körpereigene Substanzen.

Ähnlich wie Hucks Neugier, Widerstandsfähigkeit und die Suche nach Wissen gipfelt diese facettenreiche Geschichte über Omega-3 in einer tiefgreifenden Offenbarung:

Um unseren Omega-3-Spiegel zu optimieren und damit unseren Schutzschild gegen häufige Krankheiten zu stärken, ist die direkte Aufnahme von EPA und DHA aus tierischen Quellen entscheidend. Diese längerkettigen Fettsäuren bieten Vorteile, die so wirksam und transformativ sind wie das geheime Wissen, das in einem Gemälde von Leonardo daVinci gesucht wird.

Lassen Sie uns also unsere Gesundheitsreise mit der Neugier eines erfahrenen Symbolforschers angehen, der nach einem tieferen Verständnis sucht, etablierte Normen in Frage stellt und sich die Weisheit zu eigen macht, die uns Omega-3, insbesondere EPA und DHA, bietet. Dies ist ein Abenteuer, das so spannend ist wie die Entschlüsselung eines antiken Codes und so lohnend wie die Entdeckung eines Geheimnisses, das unsere Gesundheit stärken und letztlich unser Leben bereichern kann.

Kardiovaskuläre Erkrankungen

Wenn wir tiefer in die Geschichte eintauchen, finden wir Huckleberry Finn, der sich auf ein weiteres Abenteuer entlang des Mississippi einlässt. Obwohl er auf sich selbst gestellt ist, merkt er bald, dass das Leben auf einem Floß und die Fahrt auf dem großen Fluss nicht nur Witz und Mut, sondern auch körperliche Kraft und Vitalität erfordern. Er spürt, dass sich seine Ausdauer verändert und seine Energie von Tag zu Tag schwindet. Es ist offensichtlich, dass seine bisherige Ernährung bei der Witwe, die aus billigen Haferflocken und Kartoffeln bestand, für dieses anspruchsvolle Abenteuerleben nicht geeignet ist.

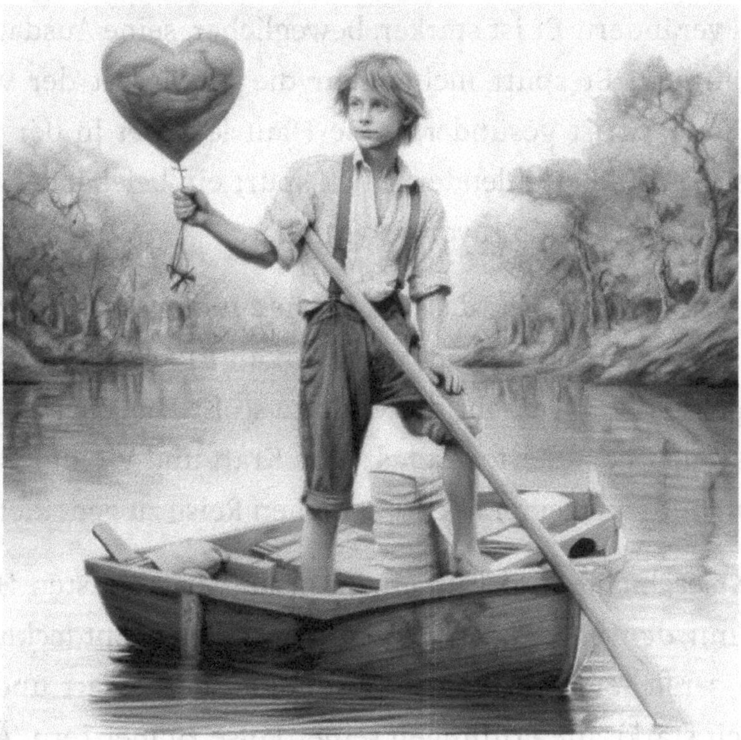

Abb. 13: Huck hat ein großes, starkes Herz

Da stößt Huck auf einen unerwarteten Segen. An den Ufern des mächtigen Mississippi sieht er Einheimische, die Fische angeln. Fasziniert beobachtet er, wie sie ihren Fang einholen, frische, glänzende Fische, die die Kraft des Flusses selbst zu verkörpern scheinen. Angetrieben von seiner angeborenen Neugier und seinem knurrenden Magen beschließt Huck, es selbst zu versuchen, und nach zahlreichen erfolglosen Versuchen und viel Gelächter macht er schließlich seinen ersten Fang. Er lernt, wie man den Fisch ausnimmt und über dem offenen Feuer zubereitet, als hätte er sich das eingeprägt. Als er seine Mahlzeit genießt, stellt er fest, dass er noch nie etwas so Köstliches und Erfüllendes gegessen hat.

Von da an wird frischer Fisch zu einem festen Bestandteil von Hucks Ernährung, besonders als er und Jim den größten Wels aller Zeiten fangen. Mit der Zeit bemerkt er, dass sich sein Energielevel verändert. Er ist stärker, beweglicher, seine Ausdauer hat zugenommen. Er spürt nicht mehr die Müdigkeit der vergangenen Tage. Er ist gesünder, seine Haut leuchtet in der Sonne, seine Augen sind strahlender. Huck spürt ein belebendes Gefühl der Vitalität, das er nie zuvor gekannt hat.

Was Huck nicht weiß, ist, dass die Fische aus dem Mississippi reich an Omega-3-Fettsäuren sind, vor allem an EPA und DHA. Durch den regelmäßigen Verzehr dieser Fette stößt Huck versehentlich auf das geheime Superfood, das seine Kraft und Vitalität steigert und ihm hilft, auf seiner abenteuerlichen Reise zu gedeihen.

Unsere Geschichte gipfelt in einem gesunden, robusten Huckleberry Finn, dem Helden, der durch seine zufällige Entdeckung von Omega-3-reichem Fisch seine Gesundheit verbessert und seine Fähigkeit stärkt, die Prüfungen seiner Reise zu meistern. Ähnlich wie in Hucks Geschichte kann uns unser Streben nach besserer Gesundheit dazu führen, die reichhaltigen Vorteile von Omega-3 zu entdecken - ein Beweis dafür, wie wichtig es ist, die Gaben der Natur für unser Wohlbefinden zu nutzen.

So wie der Mississippi das Lebenselixier in Huckleberry Finns Geschichte ist, so ist das Herz der zentrale Punkt in unserer Geschichte. Es diktiert die Ebbe und Flut unserer Lebensgeschichte, jeder Schlag schwingt mit den Erzählungen unseres Körpers über Freude, Kummer, Kampf und Triumph. Ähnlich wie Hucks Vertrauen in den mächtigen Fluss wird auch die Funktion des Herzens von den Fließeigenschaften unseres Blutes und unseren zellulären Stoffwechselprozessen beeinflusst. Und so wie der Mississippi voller Windungen ist, so sind auch die Faktoren, die die Herzgesundheit beeinflussen.

Wenn wir uns in dieses komplexe Gebiet wagen, stoßen wir auf einen wertvollen Verbündeten: Omega-3-Fettsäuren. Omega-3-Fettsäuren in Form von EPA und DHA sind auf unserer Reise genauso wichtig wie Hucks Floß und können eine Schlüsselrolle bei der Förderung der Herzgesundheit spielen. So wie Huck sich an die ständig wechselnden Strömungen des Flusses anpasste, kann unser Körper diese Fettsäuren nutzen, um die Funktion des Herzens positiv zu beeinflussen. Die Europäische Behörde für Lebensmittelsicherheit (EFSA) schließt sich dieser Überzeugung an und erklärt, dass eine tägliche Mindestaufnahme von 250 mg EPA und DHA zu einer normalen Herzfunktion beitragen kann. Die Realität sieht jedoch so aus, dass die meisten von uns weit von dieser Realität entfernt sind.

Unser Abenteuer mit Omega-3 weist Parallelen zu Hucks Reise der Entdeckung und Transformation auf. So wie er die turbulenten Gewässer des Mississippi durchquerte, steuern wir unseren Weg durch ein Meer von Ernährungsfehlinformationen. Bewaffnet mit Wissen beginnen wir zu verstehen, welch tiefgreifende Auswirkungen Omega-3 auf unsere Herzgesundheit und damit auf unser allgemeines Wohlbefinden haben kann.

So wie Hucks Floß ihn in die Freiheit trug, so steuert auch unser Verständnis von Omega-3 uns zu einer besseren Gesundheit. Es befähigt uns, die Einschränkungen, die uns eine von verarbeiteten Lebensmitteln und Fehlinformationen geprägte Ernährungslandschaft auferlegt, in Frage zu stellen. Mit jeder Enthüllung gewinnen wir an Stärke und werden selbstbewusster, so wie Huck es auf seiner kühnen Reise tat.

Auf unserem Weg zu einem gesünderen Lebensstil ist Omega-3 unser ständiger Begleiter, unser Verbündeter auf der Suche nach einem gesünderen Herzen. Während wir weiter in die weite Welt der Ernährung eintauchen, tragen wir den Abenteuergeist von Huckleberry Finn in uns, der uns an den Mut, die Widerstandsfähigkeit und die Hartnäckigkeit erinnert, die wir brauchen, um unsere eigene Gesundheitsreise zu bewältigen.

So wie Huck eine Welt suchte, in der er frei leben konnte, streben auch wir nach einem Leben, in dem wir nicht nur überleben, sondern gedeihen. Ein Leben, in dem unsere Herzen stark schlagen, angetrieben von der wohltuenden Kraft von Omega-3. In unserer Geschichte sind, ähnlich wie in der von Huck, Freiheit und Gesundheit miteinander verwoben, und jeder Schlag unseres Herzens ist ein Zeugnis unserer kontinuierlichen Reise zu beidem.

Sowohl DHA (Docosahexaensäure) als auch EPA (Eicosapentaensäure) sind in unterschiedlicher Weise an der Herzgesundheit beteiligt. Vor allem EPA ist möglicherweise besonders wichtig für die Verringerung von Entzündungen, die Senkung von Triglyceriden, die Verbesserung des Blutdrucks und die Verringerung des Risikos von Herzrhythmusstörungen - alles wichtige Aspekte der Herzgesundheit.

Wie ein großer Fluss fließt das Herz durch unser Leben, leise und unaufhörlich spielt es seine Melodie. Ein gesundes Herz, genau wie der mächtige Mississippi, verspricht uns eine robuste Reise durch das Leben. Es ist kein Zufall, dass EPA, eine wirksame Form von Omega-3-Fettsäuren, die in Hucks Tagesfang reichlich enthalten ist, sich als mächtiger Verbündeter für das Herz erwiesen hat.

Stellen Sie sich EPA als Friedensvermittler vor, der die Flammen der Entzündung, die in unserem Körper und insbesondere in unseren Arterien wüten können, unterdrückt. Da chronische

Entzündungen ein berüchtigter Verursacher von Herzkrankheiten sind, kann EPA mit seinen starken entzündungshemmenden Eigenschaften als Wächter betrachtet werden, der unsere Arterien vor den korrosiven Auswirkungen der Entzündung schützt.

Stellen Sie sich hohe Triglyceridwerte wie turbulente Strudel vor, die unser Boot zum Kentern zu bringen drohen. EPA ist wie ein geschickter Navigator, der diese gefährlichen Werte im Blut reduziert und so als Ausgleich für unsere turbulenten Lipidgewässer fungiert. Diese leistungsstarke Omega-3-Fettsäure hält unser Schiff ruhig und verringert das Risiko, dass wir in den Strudel der Herzkrankheiten geraten.

Stellen Sie sich unseren Blutdruck wie die Strömung eines Flusses vor. Wenn er ungebremst anschwillt, wird er zu einer gefährlichen Kraft. EPA wirkt jedoch wie ein Flussdamm, der den hohen Blutdruck mildert, der andernfalls ausufern, die Landschaft unseres Körpers aushöhlen und zu Herzkrankheiten beitragen könnte.

Der Zusammenhang zwischen erhöhten Triglyceriden und Herzkrankheiten ist eine weithin anerkannte medizinische Wahrheit. Ähnlich wie Huck die tückischen Strudel des Mississippi zu navigieren pflegte, manövriert EPA - diese entscheidende Form der Omega-3-Fettsäuren - geschickt unseren inneren Lebensfluss.

Stellen Sie sich hohe Triglyceridwerte als Trümmer von nicht funktionierenden, kaputten Flößen vor, die im Blutstrom treiben. Sie stellen eine potenzielle Bedrohung dar, ähnlich wie untergetauchte Baumstämme oder schwimmende Trümmer, die das Gesundheitsschiff unseres Körpers bedrohen. Hohe Triglyceridwerte belasten das Herz, so wie ein mit Hindernissen übersäter Fluss Hucks Reise den Mississippi hinunter erschweren würde.

EPA wirkt jedoch wie ein Flussreiniger, der fleißig diese "Baumstämme" mit hohem Triglyceridgehalt aufsammelt, ihre Anzahl reduziert und den Weg frei macht. Es ist wissenschaftlich erwiesen, dass EPA aus dem Fisch, den Huck routinemäßig fängt, den Triglyceridspiegel senkt, vor allem bei Menschen, deren Werte höher als normal sind.

Wie Huck, der sein Wissen über den Fluss nutzte, um die Gefahren zu bewältigen, können wir unser Wissen über EPA nutzen, um unsere inneren Flüsse zu steuern und unsere Herzgesundheit zu schützen. Mit diesem Wissen können wir mehr Omega-3-Fettsäuren in unsere Ernährung aufnehmen und so sicherstellen, dass wir unseren Körper in die Lage versetzen, gesunde Triglyceridwerte aufrechtzuerhalten und so das Risiko von Herzerkrankungen zu verringern.

EPA ist ein mächtiger Verbündeter, ein wachsamer Flussreiniger im Lebensfluss unseres Körpers, der für unsere Reise zu Gesundheit und Vitalität genauso wichtig ist wie Hucks schnelles Denken für seine Reise den Mississippi hinunter. Indem wir aktiv versuchen, unsere Triglyceridwerte durch eine Omega-3-Ergänzung zu senken, kanalisieren wir Hucks Klugheit und Anpassungsfähigkeit und bereiten uns so auf eine gesündere, lebendigere Reise durchs Leben vor.

EPA ist auch ein Meister darin, die Harmonie wiederherzustellen, wenn der Herzrhythmus aus dem Gleichgewicht gerät, und so das Risiko lebensbedrohlicher Herzrhythmusstörungen zu verringern. Es ist wie die ruhige Hand am Ruder, die unseren Herzrhythmus regelmäßig hält und tückische Stromschnellen vermeidet, die unsere Reise destabilisieren können.

Schauen wir uns das genauer an. Wie also beeinflussen die Seile von Omega-3 Herz-Kreislauf-Erkrankungen, indem sie die Endothelfunktion verbessern:

Betrachten Sie das Endothel als Flussbett, das den lebensspendenden Strom über ihm stillschweigend unterstützt. EPA trägt dazu bei, die innere Auskleidung unserer Blutgefäße gesund zu halten, wodurch ein normaler Blutfluss aufrechterhalten und das gefährliche Vordringen der Atherosklerose abgewehrt wird. Die Rolle der EPA ist in diesem Zusammenhang wie die eines fleißigen Flusswächters, der dafür sorgt, dass das Flussbett frei von gefährlichen Hindernissen ist, die den lebenserhaltenden Fluss behindern könnten.

Die Geschichte von Huck, EPA und unserem Herzen entfaltet sich zu einem lebendigen Panorama des Wohlbefindens, in dem EPA eine ähnliche Rolle spielt wie Hucks Einfallsreichtum und Beharrlichkeit. Es wird deutlich, dass eine ausreichende Versorgung mit EPA, entweder durch die Ernährung oder durch Nahrungsergänzungsmittel, für unsere kardiovaskuläre Reise ebenso wichtig ist wie Hucks Einfallsreichtum für sein Überleben am Mississippi. Stellen Sie sich einen Moment lang die Ufer des Mississippi vor, die von robusten Bäumen und Büschen gesäumt sind, die die Erosion verhindern und die Strömung des Flusses aufrechterhalten. Im Bereich unseres Körpers findet dieses Bild eine Parallele in der Rolle des Endothels, einer dünnen Membran, die die Innenfläche unserer Blutgefäße auskleidet. Genau wie bei diesen Flussufern ist die Aufrechterhaltung der Integrität und Funktion dieser Auskleidung entscheidend für einen reibungslosen Kreislauf und die allgemeine Gesundheit des Herz-Kreislauf-Systems.

Nun wollen wir unseren Helden Huck in Form von EPA, einer der wichtigsten Omega-3-Fettsäuren, vorstellen. EPA ist wie Huck, wenn er die natürliche Umgebung des Mississippi pflegt und sich um ihre Gesundheit und ihr Wohlergehen kümmert. EPA unterstützt die Gesundheit des Endothels, verbessert seine Funktion und fördert seine Widerstandsfähigkeit.

Die Gesundheit des Endothels ist von entscheidender Bedeutung, denn es steuert viele komplexe Funktionen in unseren Blutgefäßen. Es trägt zur Regulierung der Blutgerinnung und der Immunreaktion bei und steuert die Kontraktion und Entspannung der Blutgefäße, so wie Huck sein Floß gekonnt den Mississippi hinunter navigieren würde.

Dadurch verringert EPA die Wahrscheinlichkeit von Atherosklerose, einer Erkrankung, bei der sich die Arterien mit fetthaltigen Substanzen verstopfen. Dies ist vergleichbar mit Huck, der die Hindernisse aus dem Weg räumt und so den Weg für das Wasser frei hält.

In zahlreichen Studien [115, 116, 117] hat EPA gezeigt, dass es die Funktion des Endothels verbessert und somit die Gesundheit unseres Kreislaufsystems fördert und das Risiko von Herzkrankheiten verringert und somit auch andere Akteure wie die Triglyceride reduziert. So wie Huck für die Vitalität des Flusses sorgt, fördert EPA ein gesundes, funktionierendes Endothel.

Zusammenfassend lässt sich sagen, dass die Macht der EPA im Bereich der kardiovaskulären Gesundheit ebenso unbestreitbar ist wie Hucks Fähigkeit, den mächtigen Mississippi zu befahren. Diese bemerkenswerte Omega-3-Fettsäure stärkt nicht nur die Abwehrkräfte unseres kardiovaskulären Systems, sondern trägt auch aktiv dazu bei, dass es gedeiht, und schützt uns so vor häufigen Herzkrankheiten.

Energie und Mitochondrien

Sowohl EPA (Eicosapentaensäure) als auch DHA (Docosahexaensäure) sind wichtig für die Funktion der Mitochondrien und des Cytochroms C (die Kraftwerke und Turbinen unserer Herzmuskeln), haben aber unterschiedliche Auswirkungen. Die mächtigen Mitochondrien sind der Jackson's Island in Hucks großem Abenteuer sehr ähnlich. Nachdem Huck und Jim nur knapp ihren jeweiligen Gefahren entkommen sind, finden sie Zuflucht auf dieser kleinen, unbewohnten Insel inmitten des Mississippi. Hier ruhen sie sich aus, erholen sich, planen die weitere Reise und schöpfen neue Kraft und neuen Mut.

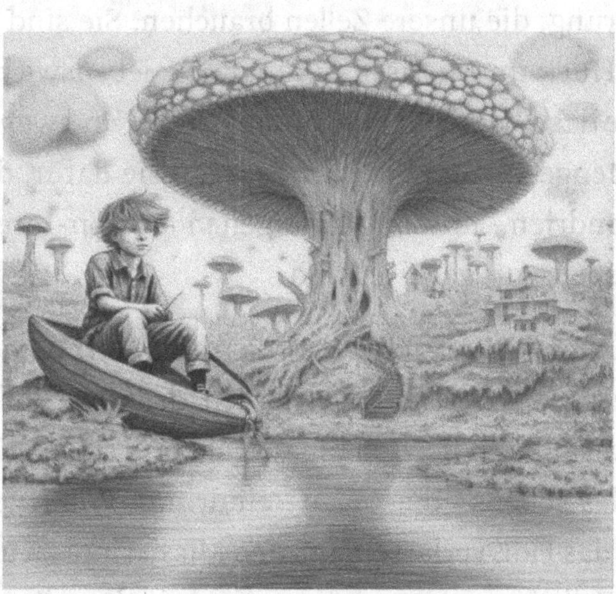

Abb. 14: Mitochondrien sind die Kraftwerke unserer Zellen; Omega-3 ist die entscheidende Komponente für die Funktion der ATPase. ATPasen sind Enzyme, die ATP (Adenosintriphosphat) in ADP (Adenosindiphosphat) umwandeln und die bei diesem Prozess freigesetzte Energie für andere Zellreaktionen nutzen.

In ähnlicher Weise wenden sich unsere Zellen zur Verjüngung an die Mitochondrien. Diese winzigen Organellen bieten einen sicheren Hafen für zelluläre Prozesse und produzieren die für das Überleben und die Funktion der Zellen erforderliche Energie. Sie sind der Zufluchtsort in jeder Zelle, an dem Energie erzeugt und für die spätere Verwendung gespeichert wird.

Aber so wie Hucks Aufenthalt auf Jackson's Island nicht von Dauer war, so ist auch die von den Mitochondrien erzeugte Energie nicht von Dauer. Die Energiereserven gehen zur Neige, und wie Huck, der sich wieder auf den Weg machen musste, um Nahrung und Vorräte zu besorgen, benötigen auch unsere Zellen eine ständige Versorgung mit den richtigen Nährstoffen, wie Omega-3-Fettsäuren, um den Motor der Mitochondrien in Gang zu halten.

In diesem Szenario werden die Omega-3-Fettsäuren EPA und DHA zu der Nahrung, die unsere Zellen brauchen. Sie sind der frische Fisch, den Huck im Mississippi fängt, die lebenswichtigen Ressourcen, die das Abenteuer am Laufen halten. Und wenn sie in der richtigen Menge verzehrt werden, sorgen sie dafür, dass unsere Zellmitochondrien - unsere ganz eigenen Jackson-Inseln - für die Reise des Lebens gut gerüstet sind.

Wenn man über EPA und DHA, das berühmte Omega-3-Duo, spricht, muss man sich vor Augen halten, dass ihre Rolle weit über den kardiovaskulären Bereich hinausgeht und tief in die kleinsten Einheiten des Lebens - die Zellen - eindringt. Wie Huck und Jim, die sich auf das Floß verlassen, um den Mississippi zu überqueren, hängt jede Zelle in unserem Körper von winzigen Strukturen ab, die Mitochondrien genannt werden, den "Kraftwerken" der Zellen, die die Energie produzieren, die die Zellen zum Funktionieren benötigen.

Unser Protagonist Huck, in der Gestalt von EPA, erweist sich als wesentlicher Akteur in diesem Energieproduktionsprozess. Unter dem Einfluss von EPA arbeiten die Mitochondrien effizienter und produzieren Energie in einem optimierten Tempo. Im Wesentlichen sorgt EPA dafür, dass die Paddel des Floßes reibungslos in das Wasser eintauchen und das Tempo und die Richtung des Floßes trotz der Strömung des Flusses beibehalten.

Auch DHA spielt eine Rolle wie ein treuer Begleiter, ähnlich wie Jim in Hucks Abenteuern. So wie Jims weise Ratschläge ihre Reise unterstützen, trägt DHA dazu bei, die Funktionsfähigkeit von Cytochrom c zu erhöhen, einem entscheidenden Akteur im zellulären Energiegewinnungsprozess [118, 119]. Es sorgt dafür, dass die Konstruktion des Floßes robust und widerstandsfähig ist und den gelegentlich stürmischen Strömungen des Flusses standhalten kann.

Die Dynamik von EPA und DHA könnte jedoch stärker mit den Rollen von Huck und Jim in ihren Abenteuern übereinstimmen, als es zunächst den Anschein hat. Huck, obwohl er noch jung war, bewies oft ein unheimliches Talent dafür, in schwierigen Situationen die richtigen Entscheidungen zu treffen, ebenso wie EPA einigen Untersuchungen zufolge eine etwas bessere Wirkung auf die Mitochondrienfunktion zu haben scheint als DHA. [120]

Trotzdem funktionieren EPA und DHA am besten zusammen, so wie die Beziehung von Huck und Jim auf gegenseitigem Respekt und geteilter Verantwortung beruhte. Sie tragen beide zur Gesundheit der Mitochondrien und damit zur allgemeinen Vitalität jeder Zelle in unserem Körper bei.

Auf unserer Reise in die Geheimnisse der Omega-3-Fettsäuren stellen wir fest, dass sich die Vorteile der Omega-3-Fettsäuren nicht nur auf eine einzelne Facette unserer Gesundheit beschränken. Wie unsere unerschrockenen Abenteurer sind auch diese potenten Nährstoffe in der Lage, tiefgreifende Auswirkungen auf ein breites Spektrum von Zuständen und Prozessen zu haben.

Stellen wir uns vor, dass Huck auf seiner Reise den Mississippi hinunter auf ein altes, baufälliges Floß stößt. Es hält kaum noch zusammen und scheint den Herausforderungen des mächtigen Flusses nicht gewachsen zu sein. Doch Huck nutzt seinen Einfallsreichtum und verstärkt das Floß mit robusten Ästen, so dass es zu einem zuverlässigen Begleiter für seine Abenteuer wird.

Das Floß kann als Metapher für die Mitochondrienmembran unseres Körpers, die Kraftwerke" unserer Zellen, gesehen werden. Die Energie wird in den Zwischenräumen der Doppelschichtmembran produziert. In ähnlicher Weise spielen die Omega-3-Fettsäuren die Rolle der stabilen Äste, die diese zellulären Flöße verstärken.

Bereits die Studie von Benedict [40] aus dem Jahr 1992 veranschaulicht diese Dynamik metaphorisch, indem sie erklärt, dass ein normaler Gehalt an diesen essenziellen Fettsäuren in den Phospholipiden der Mitochondrien die bei einem Mangel an diesen Fettsäuren beobachteten Funktionsstörungen beheben kann. In Mitochondrien, die aus Herzen von Hunden isoliert wurden, die 60 Wochen lang mit dieser Omega-3-reichen Diät gefüttert wurden, wurde der Phospholipidgehalt der entzündlichen Arachidonsäure durch die Omega-3-Fettsäuren Eicosapentaensäure (EPA) und Docosahexaensäure (DHA) ersetzt.

Die Erkenntnisse der Studie beschreiben im Wesentlichen, wie die mangelhaften Membranen, die einem maroden Floß gleichen, durch die Omega-3-Fettsäuren wieder funktionsfähig gemacht werden und so ein reibungsloses "Segeln" unserer zellulären Aktivitäten gewährleisten.

Die Reise von Huck Finn auf dem Mississippi ist voller Gefahren und Herausforderungen, ähnlich wie die komplizierten Abläufe in unserem Körper auf zellulärer Ebene. Und so wie Huck auf seinen Einfallsreichtum und die Stärke seines Floßes angewiesen ist, um diese Herausforderungen zu meistern, so sind auch unsere Zellen auf die entscheidende Rolle von Nährstoffen wie Omega-3-Fettsäuren angewiesen, um ihre Gesundheit und Funktionalität zu erhalten.

Daher ist eine konsequente Zufuhr von Omega-3-Fettsäuren von entscheidender Bedeutung, um unsere Zellflöße" zu stärken und sie zu befähigen, den stürmischen Strömungen" unseres täglichen Lebens zu trotzen und so unsere allgemeine Gesundheit zu erhalten. Wenn wir weiter in die komplexe Welt der Omega-3-Fettsäuren eintauchen, stellen wir fest, dass unsere Reise zum Verständnis genauso verschlungen und bereichernd ist wie Hucks eigene Odyssee auf dem Mississippi.

Ähnlich wie in der abenteuerlichen Geschichte, die wir erzählt haben, gibt es auch in der wissenschaftlichen Forschung immer wieder unerwartete Enthüllungen. Viele Studien zeigen, dass die ordnungsgemäße Funktion von Kardiolipin von EPA und DHA abhängt. Wenn die Mitochondrien keinen Zugang zu angemessenem Omega-3 haben, sterben die Cytochrom-C-Energiemotoren in den Mitochondrien. [124, 125]

Ähnlich wie bestimmte Handlungen, die Huck auf seiner Reise unternahm, zu unterschiedlichen Ergebnissen führten, beeinflusste die Aufnahme von EPA und DHA, beides wichtige Omega-3-Fettsäuren, die Gesundheit unserer zellulären Jackson-Inseln - der Mitochondrien - auf einzigartige Weise. Der Studie zufolge erwies sich EPA als Held, indem es die mitochondriale Funktion stärkte und die Cytochrom-C-Konzentration in den Skelettmuskelzellen älterer Erwachsener erhöhte. Diese Aktionen sind vergleichbar mit der Verstärkung des Inselverstecks von Huck und der Anhäufung von Ressourcen für sein Überleben.

Andererseits zeigte DHA, ähnlich wie ein Werkzeug in Hucks Inventar, das keinen unmittelbaren Zweck erfüllte, in diesem Zusammenhang keine Auswirkungen auf die Mitochondrienfunktion. Doch so wie jedes Element in Hucks Reise seinen Platz und seine Zeit hatte, wurde auch DHA in anderen Studien für seine entscheidende Rolle bei der Gehirnfunktion und der Sehkraft anerkannt, was seine Stellung als lebenswichtiger Nährstoff für unser Wohlbefinden festigt.

In der großen Erzählung unserer Gesundheit unterstreichen diese Ergebnisse die Notwendigkeit eines umfassenden Verständnisses der Rolle, die verschiedene Nährstoffe spielen, und ihrer unterschiedlichen Auswirkungen auf unsere Zellphysiologie. So wie Huck sich nicht nur auf das Fischen verlassen würde, um zu überleben, müssen auch wir auf eine vielfältige und ausgewogene Zufuhr von essenziellen Nährstoffen achten, um die unzähligen Funktionen unseres Körpers zu unterstützen.

Als ob wir die jahrhundertealte Wahrheit über die Bedeutung von tierischen Fetten nicht wüssten, brauchten wir die Wissenschaft, um das Rad neu zu erfinden. Benedict 1992 [126] zeigt einmal mehr:

Normale Konzentrationen der essenziellen Fettsäuren in den mit n-3 angereicherten Phospholipiden der Mitochondrienmembran scheinen die mitochondriale Dysfunktion zu beseitigen, die in Membranen mit einem Mangel an essenziellen Fettsäuren beobachtet wird.

3.2 Herzinsuffizienz

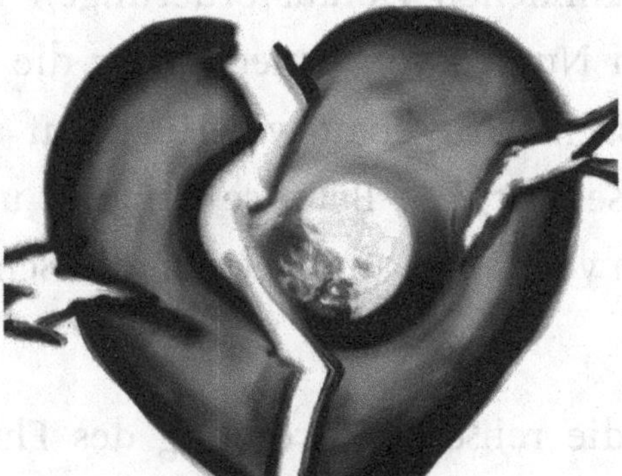

Abb. 15: Ein niedrigeres Herzinfarktrisiko steht in direktem Zusammenhang mit dem Verzehr von Omega-3 und Fisch. [110]

Der wohl wichtigste gesundheitliche Nutzen einer Omega-3-Ergänzung ist die Verbesserung der Herzgesundheit, wie wir bereits besprochen haben. Bände und Jahrzehnte von Forschungsarbeiten und klinischen Studien zeigen die Vorteile von Omega-3. Fairerweise muss man sagen, dass es Meta-Analysen gibt, die keine Verbesserung der Sterblichkeit durch eine Omega-3-Ergänzung zeigen. Wie kann das sein? Die Wissenschaftler sind sich einig, dass diese Studien mit einer schlechten und unzureichenden Versorgung mit Omega-3 durchgeführt wurden [80]. Omega-3 ist ein sehr empfindliches Molekül und anfällig für Oxidation, während Omega-6 viel stabiler ist. Dies liegt daran, dass die letzte Kohlenstoffdoppelbindung (nämlich Omega-3) leichter von Sauerstoff angegriffen wird.

Betrachtet man jedoch den Omega-6/3-Index, so ergibt sich eine nahezu 100-prozentige Korrelation zwischen Krankheiten und Omega-3: je niedriger der Omega-6/3-Index, desto besser die Herzgesundheit.

Auf unserem Weg, den wahren Wert von Omega-3 zu erforschen, stehen wir vor ähnlichen Herausforderungen wie Huck. Auch wenn einige den Nutzen von Omega-3 für die Herzgesundheit anzweifeln, müssen wir, genau wie Huck auf seiner Reise auf Skeptiker gestoßen ist, die Beweise genauer untersuchen und die Bedingungen verstehen, unter denen die Schlussfolgerungen gezogen wurden.

Betrachten wir die reißende Strömung des Flusses, den Huck befuhr, so erscheint sie unberechenbar und gefährlich. Doch bei näherer Betrachtung lassen sich Muster erkennen, Wege nachzeichnen, und die Navigation wird zu einer überschaubaren Aufgabe. In ähnlicher Weise haben die umstrittenen Studien, die keine signifikante Verbesserung der Herzgesundheit durch eine Omega-3-Ergänzung festgestellt haben, den kritischen Omega-6/3-Index nicht berücksichtigt, einen Schlüsselparameter bei der Bewertung der Herzgesundheit.

Wie die kopernikanische Revolution, die die Sichtweise der Welt von einem erdzentrischen zu einem sonnenzentrischen System veränderte, müssen wir unsere Sichtweise auf die Omega-3-Ergänzung von einem Einheitsansatz zu einem Ansatz ändern, der die individuellen Omega-6/3-Indizes berücksichtigt. Es geht darum, unsere Perspektive zu ändern und zu erkennen, dass eine

Omega-3-Ergänzung nicht einfach nur ein Zusatz ist, sondern ein notwendiger Ausgleich zu unserer modernen Ernährung.

Durch diese Linse beginnen wir, ein ganzheitlicheres Bild zu sehen. Ähnlich wie Huck seine Umgebung beobachtete und verstand, um fundierte Entscheidungen zu treffen, sollten auch wir die gesamte Landschaft unserer Nahrungsaufnahme berücksichtigen. Wenn wir verstehen, dass in der modernen Ernährung oft Omega-6 dominiert und Omega-3 fehlt, können wir erkennen, wie wichtig es ist, Omega-3 zu ergänzen, um die Waage auszugleichen.

Während die Sonne über dem Mississippi untergeht und den Fluss mit goldenen Farbtönen färbt, denken wir über diese Reise zum Verständnis von Omega-3 nach. So wie Huck sich durch Beobachtung und kritisches Denken einen Sinn in seiner Welt verschaffte, beginnen auch wir zu erkennen, wie wichtig eine Omega-3-Ergänzung für unsere Herzgesundheit ist, nicht als Wundermittel, sondern als ausgleichende Kraft gegen die Flut von Omega-6 in unserer Ernährung.

Lassen Sie uns diese Lektion von Huck übernehmen und nicht davor zurückschrecken, die Perspektive zu wechseln und den Status quo in Frage zu stellen. Denn wenn wir uns an den wirbelnden Strömen widersprüchlicher Informationen vorbeidrängen, können wir besser zum Ufer einer besseren Herzgesundheit und Langlebigkeit navigieren. Genau wie Huck haben wir uns auf ein Abenteuer eingelassen, das unser Verständnis der Welt, in diesem Fall der Welt der Ernährung und der Herzgesundheit, verändern könnte.

Während wir unsere Reise mit Huck fortsetzen, wollen wir einen Abstecher in einen wissenschaftlichen Nebenfluss machen und eine faszinierende Entdeckung aus dem Jahr 2009 erkunden, die den Geist von Kopernikus widerspiegelt. So wie Kopernikus unser Verständnis des Kosmos revolutionierte, haben die Wissenschaftler Schacky und seine Kollegen unsere Wahrnehmung von Omega-3-Fettsäuren verändert. [41]

Stellen Sie sich vor, Sie stehen mit Huck auf dem Floß und blicken auf den großen Fluss vor uns. Der Fluss steht für unseren Körper, und die vielen Strömungen und Strudel sind die komplexen Systeme darin. Eine dieser Strömungen ist der Omega-3-Index, den Schacky [41] und sein Team eingehend untersucht haben. Sie fanden heraus, dass ein Omega-3-Index von weniger als 4 % mit einem zehnfach höheren Risiko für Herzerkrankungen verbunden war als ein Index von mehr als 8 %.

Stellen Sie sich vor, Huck würde die Strömung des Flusses betrachten und bemerken, wie sie sich verändert und alles um ihn herum beeinflusst. Der Omega-3-Index ist, ähnlich wie die Strömung des Flusses, ein entscheidender Faktor, der die Landschaft unserer Gesundheit und insbesondere unsere Herzgesundheit beeinflusst. EPA und DHA, die wichtigsten Omega-3-Fettsäuren, sind wie versteckte Sandbänke im Fluss, die als Antiarrhythmika und Anti-Atherosklerotika wirken und dazu beitragen, dass unsere Reise reibungslos verläuft und unser Risiko für plötzliche kardiale Ereignisse und nicht tödliche kardiovaskuläre Zwischenfälle verringert wird.

So wie Huck die Strömung des Flusses verstehen musste, um ihn sicher zu befahren, müssen auch wir verstehen, wie wichtig es ist, einen hohen Omega-3-Index beizubehalten. Im Wesentlichen geht es nicht nur um die Ergänzung mit Omega-3-Fettsäuren, sondern darum, ein ausgewogenes Verhältnis zwischen Omega-3- und Omega-6-Fettsäuren in unserer Ernährung zu erreichen.

Die Lehren, die wir aus Hucks Abenteuern in den Flüssen und aus Schackys bahnbrechenden Forschungen ziehen, sind überzeugend. Wie Huck müssen wir zu scharfen Beobachtern werden, die bereit sind, etablierte Vorstellungen in Frage zu stellen, und wie Kopernikus sollten wir danach streben, unsere Perspektiven zu ändern, um ein tieferes Verständnis der Mechanismen zu erlangen, die unsere Gesundheit und unser Wohlbefinden bestimmen. Auf unserem weiteren Weg sollten wir daran denken, in allen Dingen ein Gleichgewicht anzustreben, insbesondere in Bezug auf unseren Omega-3-Index, damit der Fluss unserer Gesundheit nicht ins Stocken gerät.

Vorhofflimmern (AFib)

Wenn wir tiefer in das kosmische Gewebe der Omega-3-Fettsäuren eindringen, finden wir uns im Rhythmusbereich des Herzens, den Vorhöfen, wieder, wo diese essenziellen Nährstoffe ihre Fähigkeiten als Dirigenten unter Beweis stellen, indem sie eine Symphonie orchestrieren, die den chaotischen Rhythmus, der als Vorhofflimmern oder AFib bekannt ist, aufhält. Der Rhythmusbereich des Herzens ist so entscheidend wie die Strömungen des mächtigen Mississippi für Hucks Floß - der Unterschied zwischen einer ruhigen und einer turbulenten Reise.

Im Stile des unerschrockenen Kopernikus haben es Forscher gewagt, die vorherrschenden Vorstellungen in Frage zu stellen, und haben eine himmlische Menge an Beweisen beleuchtet, die auf einen höheren Omega-3-Index hindeuten, ähnlich wie es Lemaitre und sein Team im Jahr 2004 getan haben. [99]

Sie stellten fest, dass ein höherer Verzehr von Fisch, einer reichhaltigen Quelle von Omega-3-Fettsäuren, mit einem geringeren Risiko für das Auftreten von Vorhofflimmern bei älteren Erwachsenen verbunden war. Ein Bericht aus dem Jahr 2004, der in der Zeitschrift Circulation [42] veröffentlicht wurde, dient als Wegweiser, um zu verstehen, wie die grundlegende Harmonie unseres Herzrhythmus aufrechterhalten werden kann.

Stellen Sie sich Omega-3-Fettsäuren als Hucks zuverlässigen Kompass oder Kopernikus' Astrolabium vor, das uns den Weg durch die weite, oft verwirrende Landschaft der Ernährungswissenschaft weist. Sie sorgen dafür, dass unser Herz seinen Rhythmus inmitten der sich ständig ändernden Gezeiten der Ernährungsbedürfnisse unseres Körpers beibehält.

Vorhofflimmern ist in der Tat wie ein tückischer Sturm auf dem Mississippi, der Hucks Floß zum Kentern zu bringen droht. Doch mit Omega-3 als unserem treuen Navigator können wir diese potenziell gefährlichen Gewässer getrost durchqueren. Indem wir uns die schützende Kraft der Omega-3-Fettsäuren zunutze machen, können wir den Rhythmus unseres Herzens aufrechterhalten und das Risiko von Vorhofflimmern deutlich verringern, was die entscheidende Rolle dieser Nährstoffe für unsere allgemeine kardiovaskuläre Gesundheit unterstreicht.

Diese Offenbarung, die dem heliozentrischen Modell von Kopernikus ähnelt, verlangt von uns, dass wir unsere Perspektive neu ausrichten, die Bedeutung der Omega-3-Fettsäuren in unserer Ernährung anerkennen und sie in den Mittelpunkt unseres

Ernährungskosmos stellen. Wenn wir diese Reise fortsetzen, verstehen wir den bemerkenswerten Einfluss, den Omega-3-Fettsäuren auf unsere Gesundheit und unser Wohlbefinden ausüben.

Wir müssen bedenken, dass nicht alle Fische gleich sind. Wie Mozaffarian [99, 128] in den Jahren 2003 und 2004 nachwies, hatten Personen, die zweimal pro Woche fetten Fisch verzehrten, ein um 47 % geringeres Risiko, an Herzinfarkt zu sterben, als Personen, die weniger als einmal pro Monat fetten Fisch verzehrten", spielt die Zubereitung des Fischs eine entscheidende Rolle für seinen Nährwert und seine Auswirkungen auf die Gesundheit. So wie sich die trügerische Ruhe des Mississippi schnell in einen tödlichen Strudel verwandeln kann, kann sich der Nährwert von Fisch durch Frittieren drastisch verändern.

Wenn wir Fisch frittieren, fügen wir nicht nur ungesunde Fette hinzu, sondern verursachen auch Veränderungen, die sich auf den Omega-6/3-Index auswirken und das Verhältnis ungünstig verändern. Diese Veränderung spiegelt die prekäre Situation wider, in der sich Tom und Huck befanden, als sie den stürmischen Mississippi befuhren. Zu viel Omega-6 kann wie ein unvorhergesehener Strudel unsere Gesundheit in eine Abwärtsspirale führen.

Unser Verständnis von Ernährung hat sich weiterentwickelt, so wie Hucks Reise ihm die Augen für die Realitäten und die Komplexität der Welt um ihn herum geöffnet hat. Wir wissen heute, dass das Gleichgewicht der Nährstoffe, insbesondere das Omega-6/3-Verhältnis, von größter Bedeutung ist.

Bei Herzrhythmusstörungen häufen sich in der Tat die Hinweise, dass Omega-3-PUFA sowohl in der Akut- als auch in der Langzeitbehandlung eine wichtige Rolle spielen. Zusammen mit auf die Mitochondrien ausgerichteten Antioxidantien eröffnet uns dies eine neue Richtung zur Verbesserung der Herzgesundheit und zur Verringerung des Risikos von Herzrhythmusstörungen.

Je weiter wir die Welt der Omega-3-Fettsäuren erforschen, desto mehr erkennen wir, wie wichtig sie für unsere allgemeine Gesundheit sind. So wie der Fluss Huck und Jim auf ihrer Reise begleitete, so führt uns auch die Wissenschaft der Omega-3-Fettsäuren in eine gesündere Zukunft.

Bluthochdruck mit Schwerpunkt auf Nierengesundheit

Der Zusammenhang zwischen Herz-Kreislauf-Erkrankungen, Bluthochdruck, Arteriosklerose und Herzkrankheiten ist zwar komplex und multifaktoriell, aber vielleicht doch kein Geheimnis. Dieses zusammenhängende Netz wird, ähnlich wie der verschlungene Pfad von Hucks Reise auf dem Mississippi, von unzähligen Faktoren beeinflusst, darunter auch von unseren Ernährungsgewohnheiten.

Omega-3-Fettsäuren, insbesondere EPA und DHA, die in fettem Fisch oder Fischöl enthalten sind, haben aufgrund ihrer kardiovaskulären Vorteile große Aufmerksamkeit erregt. Sie haben das Potenzial, den Blutdruck zu senken und damit das Risiko von Herz-Kreislauf-Erkrankungen, Schlaganfällen, koronaren Herzkrankheiten und durch Bluthochdruck verursachten Organschäden zu verringern. [121]

Ähnlich wie das tröstliche, wegweisende Licht eines Leuchtturms inmitten eines stürmischen Flusses bieten Omega-3-Fettsäuren ein Leuchtfeuer der Hoffnung in den turbulenten Gewässern der Herz-Kreislauf-Erkrankungen. Die American Heart Association hat die Bedeutung dieser Fettsäuren erkannt und empfiehlt deren regelmäßige Einnahme sowohl für gesunde Erwachsene als auch für Patienten mit koronarer Herzkrankheit. Es gibt wohl nichts Wichtigeres als die Gesunderhaltung der Nieren. Alle anderen Organe verfügen über eine beträchtliche Regenerationsfähigkeit, aber die Niere ist so hochspezialisiert, dass sie, sobald sie geschädigt ist, lebensbedrohlich wird und eine Dialyse oder eine Organtransplantation erforderlich ist. Chronischer Bluthochdruck und Toxizität zerstören die empfindlichen kleinen Kapillarfunktionen der Nierenglomeruli, die für die wichtige Blutfiltration verantwortlich sind. Ohne eine ordnungsgemäße Nierenfunktion können sich Abfallstoffe und Toxine im Blut ansammeln, was zu einer Reihe von Gesundheitsproblemen führt. Zu diesen Problemen gehören Elektrolyt- und Flüssigkeitsstörungen sowie die Ansammlung von Abfallprodukten wie Harnstoff und Kreatinin. Unbehandelt kann eine Nierenerkrankung mit der Zeit zu Nierenversagen führen, das lebensbedrohlich ist und eine Dialyse oder eine Nierentransplantation erforderlich machen kann.

Darüber hinaus spielen die Nieren auch andere wichtige Rollen bei der Erhaltung der Gesundheit. Sie regulieren den Flüssigkeitshaushalt des Körpers, gleichen die Konzentration von Mineralien wie Natrium, Kalium und Kalzium aus, produzieren Hormone, die den Blutdruck regulieren, stellen rote Blutkörperchen her und erhalten die Gesundheit der Knochen. Eine gestörte Nierenfunktion kann sich daher auf all diese Bereiche auswirken und die allgemeine Gesundheit und das Wohlbefinden eines Menschen beeinträchtigen.

Der Zusammenhang zwischen der Ernährung, insbesondere der Aufnahme von Omega-3-Fettsäuren, und der Nierengesundheit ist komplex und wird noch erforscht. Viele Studien deuten darauf hin, dass eine Ernährung, die reich an Omega-3-Fettsäuren ist, positive Auswirkungen auf die Nierenfunktion hat. Allein durch die Verringerung von Entzündungen und die Senkung des Blutdrucks werden es Ihnen Ihre Nieren mit der Zeit danken.

Bei bestimmten Erkrankungen, wie z. B. einer chronischen Nierenerkrankung, ist es jedoch unerlässlich, einen Arzt zu konsultieren, bevor Sie Ihre Ernährung grundlegend umstellen. Ein hoher Eiweißkonsum kann die Nierenfunktion beeinträchtigen, da der intraglomeruläre Druck ansteigt und die Filteraktivität in den Glomeruli übermäßig hoch ist. Wenn Nierenfunktionstests eine erhebliche Schädigung der Glomeruli zeigen, kann eine übermäßige Eiweißzufuhr schädlich sein.

Die Glomeruli, die winzigen Filtereinheiten in den Nieren, die den Urin aus dem Blut produzieren, erfahren eine Hyperfiltration, wenn sie gezwungen sind, härter als normal zu arbeiten, wie es bei chronischen Nierenerkrankungen häufig der Fall ist. Omega-3-Fischölergänzungen können den Körper jedoch mit notwendigen Nährstoffen versorgen, ohne die Nieren zusätzlich zu belasten. Omega-3 hilft bei der Reparatur der winzigen Kapillargefäßsysteme des Körpers, einschließlich der Glomeruli.

Die Ergebnisse dieser Studie [43] von Ulu zeigen, dass eine Omega-3-reiche Ernährung den Angiotensin-II-Spiegel senkt, den Blutdruck erhöht, die Nierenspiegel von EPA- und DHA-Epoxiden steigert und Entzündungsmarker in den Nieren reduziert. Wie funktioniert das? Epoxidprodukte (im Wesentlichen wird die Omega-3-Doppelbindung oxidiert) aus PUFAs erzeugen lokale elektrische Signale, die im Gefäßendothel synthetisiert oder erzeugt und von dort freigesetzt werden und die nahe gelegenen glatten Muskelzellen hyperpolarisieren. Dies bewirkt, dass sich diese Zellen entspannen und dadurch den Blutdruck senken. Dieser Mechanismus ist sehr wichtig für eine gesunde Niere und nicht nur für den systemischen Blutdruck. Mit anderen Worten: Wenn kein Omega-3 vorhanden ist, kann ein lokaler Bluthochdruck in der Niere die Glomeruli dauerhaft zerstören. Glomeruli sind sehr komplexe Strukturen, die einen gesunden Blutdruck benötigen. Stanton 2020: "Der Verzehr von mit Omega-3 angereicherten Lebensmitteln führte zu einer klinisch relevanten Senkung des diastolischen Blutdrucks" [44].

Inuit-Eskimos haben weniger Herzkrankheiten!

Der Widerhall von Hucks rebellischem Geist und kopernikanischer Innovation klingt in unserer Erforschung der modernen Ernährungswissenschaft nach. In der Tat ist es wie bei der Schifffahrt auf dem Mississippi: Man muss sich vor den lauernden Gefahren in Acht nehmen, vor dem Verzehr eines Übermaßes an Omega-6-Fettsäuren, die wie die tückischen Unterströmungen des Flusses zu chronischen Entzündungen und Herzerkrankungen führen. Dieser kritische Zusammenhang wurde in einer vergleichenden Studie zwischen der westlichen Ernährung und der der Inuit-Eskimos in Grönland aufgedeckt.

Ähnlich wie der chaotische Fluss, den Huck durchquerte, ist auch die amerikanische Landschaft mit Lebensmitteln gesättigt, die einen hohen Anteil an Omega-6-Fettsäuren aufweisen, was vor allem auf die Allgegenwart von verarbeiteten Lebensmitteln und die Verbreitung von Ölen wie Mais, Soja und Sonnenblumen in unserer Ernährung zurückzuführen ist. Der durchschnittliche Mensch nimmt täglich bis zu 15 Teelöffel entzündungsförderndes

Pflanzenöl zu sich, meist unbewusst [46]. Diese Menge entspricht mehr als 300 g Sonnenblumenkernen. Dies ist lediglich das Ergebnis der modernen industriellen Verarbeitung. Diese Öle sind mit entzündungsfördernden Omega-6-Fettsäuren (bis zu 60 %) angereichert und enthalten fast kein Omega-3. Rapsöl beispielsweise enthält eine kleine, aber signifikante Menge an Omega-3, aber aufgrund der Verarbeitung und der langen Lagerzeit ist das Omega-3 weitgehend oxidiert, wenn es in Ihrer Küche ankommt, und das Öl enthält hauptsächlich Omega-6, das viel stabiler ist. Dieses unausgewogene Verhältnis von Omega-6- zu Omega-3-Fettsäuren - das oft mehr als 15:1 beträgt - dient als stiller Anstifter zu chronischen Entzündungen und wirkt wie ein gefährlicher Strudel in unserem Ernährungsfluss, der uns in die Tiefe ziehen und erheblich zu Herzerkrankungen beitragen kann.

Land/Region	Geschätztes Omega-6 in [%] aller Kalorien	Geschätztes Risiko fur Herzkrankheiten
USA	**Hoch** (ca. 7-8%)	**Hoch**
Quebec Inuit	**Mittel** (ca. 5-6%	**Mittle-Hoch**
Japan Anui	**Mittel** (ca. 4%)	**Niedrig**
Grönland (Inuit Population)	**Niedrig** (ca. 2%)	**Sehr Niedrig** (traditioneller Lebensstil)

Tabelle: Bei den Inuit-Stämmen besteht ein direkter linearer Zusammenhang zwischen Herzerkrankungen und Omega-6-Spiegeln. [45, 107, 108, 131]

Machen wir nun eine Reise in den Norden nach Grönland, wo die Inuit-Eskimos seit langem eine Ernährung pflegen, die ein ausgewogenes Verhältnis dieser essenziellen Fettsäuren aufweist. Ihre tägliche Kost, die reich an Fisch, Robben und Walen ist - allesamt reich an Omega-3-Fettsäuren - steht in krassem Gegensatz zur westlichen Ernährung. Es ist so, als würde man auf einem ruhigen, gleichmäßigen Strom navigieren, verglichen mit dem stürmischen, gefahrvollen Mississippi. Die Inuit-Eskimos erkranken deutlich seltener an Herzkrankheiten als ihre westlichen Verwandten, was auf eine schützende Wirkung ihrer Omega-3-reichen Ernährung hindeutet.

Demenz: Gesundheit des Gehirns

Sie werden in späteren Kapiteln noch viel mehr über die Auswirkungen von Omega-3 auf die Gehirnentwicklung erfahren, aber stellen wir uns vor, dass unser unerschrockener Huckleberry Finn eines Nachts auf dem Floß, das auf dem großen Mississippi treibt, einen seltsamen Traum hat. In diesem Traum begegnet er niemand anderem als dem Revolutionär Nikolaus Kopernikus selbst. Es ist ein Traum, der von einem abenteuerlichen Geist und einem frisch genährten Gehirn angetrieben wird, zweifellos ein Ergebnis seiner neu gefundenen Ernährung, die reich an Fisch aus dem Fluss ist.

Wie schon in seinem irdischen Leben will Kopernikus eine neue Weltanschauung präsentieren, die an den Grundfesten dessen rüttelt, was als unumstößlich galt. Nur geht es ihm diesmal nicht um den Kosmos, sondern um das menschliche Gehirn, um seine großartige Konstruktion und die Wunder, die in seinen Falten und Spalten liegen.

“Siehst du, Huck”, beginnt Kopernikus, “unser Gehirn ist ein ehrfurchtgebietendes Universum für sich. Es besteht aus riesigen Galaxien von Neuronen, die durch ein Netzwerk von Synapsen verbunden sind. Und in diesen Synapsen befindet sich eine atemberaubende Menge an DHA. Fast die Hälfte aller Lipide in dieser Phospholipid-Doppelschicht der Synapsen unseres Gehirns besteht aus diesem Molekül."

Mit jedem Wort des Weisen wird Hucks Traumhimmel mit Bildern des Gehirns, der Neuronen und Synapsen lebendig, die Konstellationen von Sternen, Planeten und kosmischen Verbindungen widerspiegeln. "Sechzig Prozent des Gehirns", fährt Kopernikus fort, "besteht aus Fett, und davon sollten sechzig Prozent ungesättigt sein. Du hast dein Gehirn gut gefüttert, Huck."

Studien, die wie Sterne am Traumhimmel leuchten, zeigen Zusammenhänge zwischen der Aufnahme von Omega-3-Fettsäuren und einer besseren Gehirnfunktion. "Du bist auf ein großes Geheimnis gestoßen, Huck. Der Fisch, den du gegessen hast, füllt nicht nur deinen Magen, sondern nährt auch deinen Geist. Wenn du täglich mindestens 250 mg DHA zu dir nimmst, erhältst du eine normale Gehirnfunktion aufrecht."

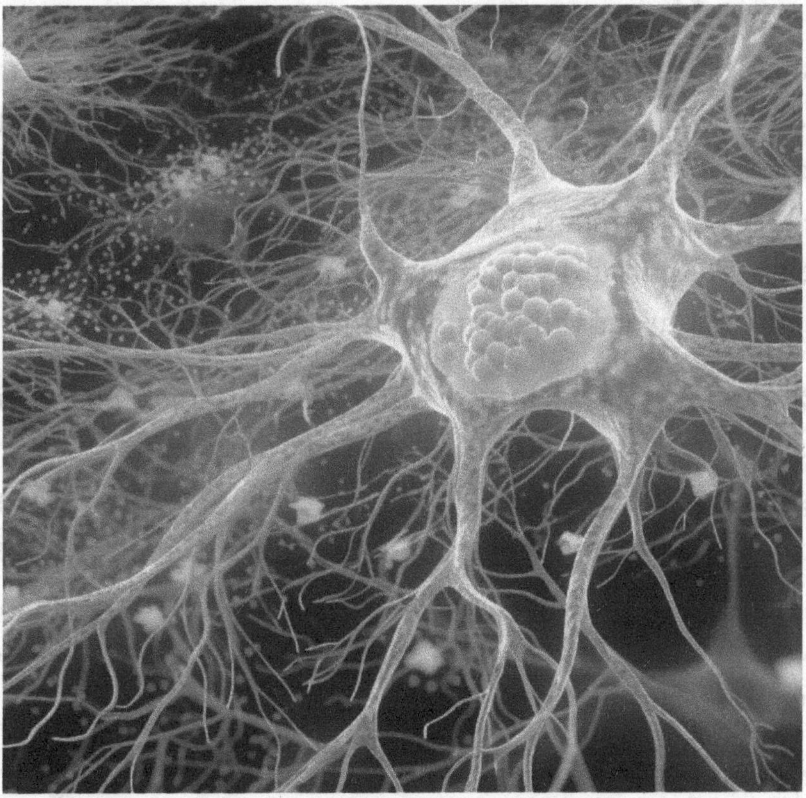

Abb. 16: Omega-3-Fettsäure-Lipid-Flöße sind an der Myelinisierung des Gehirns (einer Schicht um die Nervenverbindungen) beteiligt und könnten unser Verständnis von Gehirnentwicklung und -alterung revolutionieren. [47]

Die Forscher identifizierten ein spezielles Transporterprotein, Mfsd2a (ein Tumorsuppressorgen für Lungenkrebs, das die Entwicklung des Zellzyklus und die Zellanhaftung reguliert), das eine entscheidende Rolle bei der Regulierung der Gehirnzellen spielt, die für den Schutz der Nerven durch Myelinscheiden verantwortlich sind. Der Verlust von Myelinscheiden kann während des normalen Alterungsprozesses und bei neurologischen Krankheiten wie Multipler Sklerose und Alzheimer auftreten. Ergebnisse deuten darauf hin, dass Omega-3-Lipide die Entwicklung von Oligodendrozyten steuern können, ein Prozess, der für die Myelinisierung des Gehirns entscheidend ist [47].

Und gerade als die Sonne über den Horizont zu schauen beginnt, beginnt der Traum zu verblassen. Doch als Huck erwacht, bleiben ihm die lebendigen Eindrücke der Worte von Kopernikus und das eingeprägte Verständnis für die tiefgreifenden Auswirkungen von Omega-3 auf das menschliche Gehirn. Seine Reise ist nicht mehr nur eine Erkundung der physischen Welt, sondern auch eine Reise nach innen, um das Universum im Inneren zu verstehen.

"Huck, was ist das wichtigste Werkzeug für einen Abenteurer?" fragte Kopernikus ihn eines Nachts. Der Traum hatte Huck an ein ruhiges Flussufer unter einem Himmel voller Sterne versetzt. Er dachte einen Moment lang nach und sah auf seine treue Angelrute, die neben ihm lag. "Ich glaube, das sind meine Augen, Sir. Ohne sie kann ich nicht auf dem Mississippi navigieren oder einen guten Angelplatz ausfindig machen."

Kopernikus nickte zustimmend. "Sehr richtig, Huck. Und was wäre, wenn ich dir sagen würde, dass der Fisch, den du fängst, dein Augenlicht schärfen kann?"

Huck schaute den gespenstischen Astronomen fasziniert an. "Fahren Sie fort, Sir."

Kopernikus, wie immer ein geduldiger Lehrer, fuhr fort. "Das menschliche Auge enthält eine große Menge an Omega-3-Fettsäuren. Insbesondere enthält es eine hohe Konzentration an DHA. Das bedeutet, dass Sie, wenn Sie Fische aus dem Fluss fangen und verzehren, nicht nur sich selbst ernähren, sondern auch Ihre Augen mit den Nährstoffen versorgen, die sie für die Aufrechterhaltung ihrer Funktion benötigen."

Wie aufs Stichwort begann der Fluss zu leuchten, spiegelte den Kosmos wider und verwandelte sich in einen Fluss voller Sterne.

Huck sah zu, wie die leuchtenden Fische darin schwammen. "Stellen Sie sich nun vor, dass jeder dieser Fische eine DHA-Quelle ist. Jeder Fang, jede Mahlzeit trägt zur Erhaltung der Sehkraft bei. Nach Angaben der Europäischen Agentur für Lebensmittelsicherheit wird die positive Wirkung bei einer täglichen Aufnahme von mindestens 250 mg DHA erreicht."

Huck bestaunte den sternenklaren Fluss, und die Idee sank in sich zusammen. Als er aus dem Traum erwachte, betrachtete er die Morgensonne, die sich auf der Oberfläche des Mississippi spiegelte, und erkannte, dass er nicht nur seine Mahlzeiten aus dem Fluss holte, sondern auch sein wichtigstes Werkzeug für seine Abenteuer bewahrte - seine Sehkraft. Omega-3 war nicht nur ein Nährstoff, sondern ein zuverlässiger Verbündeter, ein Wächter seiner Sinne. Mit diesem neu gewonnenen Verständnis war Huck bereit, sich dem Tag zu stellen, begierig auf die Abenteuer, die ihn erwarteten. Auf seiner Reise ging es nicht nur um Freiheit und Erkundung, sondern auch um Entdeckung und Lernen - über die Welt, das Leben und vor allem über sich selbst.

Dieser Vergleich zwischen den Ernährungsgewohnheiten bietet uns eine unschätzbare Lektion. Wie Huck, der lernte, die Strömungen des Flusses zu lesen, um seine Reise sicher zu gestalten, müssen auch wir lernen, unseren Verbrauch an Omega-3- und Omega-6-Fettsäuren auszugleichen. So wie Kopernikus es wagte, den Status quo in Frage zu stellen, müssen auch wir es wagen, unsere Ernährungsgewohnheiten anzupassen, um ein gesünderes Gleichgewicht, einen harmonischeren Fluss des Lebens zu erreichen. Diese Umstellung ist zwar eine Herausforderung, aber ein wichtiger Schritt auf unserem Weg zu mehr Gesundheit und Langlebigkeit.

Das Chronische Omega-6/3-Ungleichgewicht

Es gibt immer mehr Hinweise darauf, dass Entzündungen eine wichtige Rolle bei der Entstehung und dem Fortschreiten von Krebs spielen. Chronische Entzündungen können zu DNA-Schäden führen, die wiederum zur Bildung von Krebszellen führen können. [48, 49]

Omega-3-Fettsäuren aus dem Meer, darunter Eicosapentaensäure (EPA) und Docosahexaensäure (DHA), haben nachweislich eine starke entzündungshemmende Wirkung. Diese Fette, die vor allem in Fisch und Meeresfrüchten vorkommen, können dazu beitragen, die Produktion von Molekülen und Substanzen zu verringern, die mit Entzündungen in Zusammenhang stehen, wie z. B. entzündliche Eicosanoide und Zytokine. Insbesondere Dickdarmkrebs spricht gut auf Omega-3 an [51].

Bei Brustkrebs zum Beispiel haben einige epidemiologische Studien einen Zusammenhang zwischen einer höheren Aufnahme oder einem höheren Blutspiegel von EPA und DHA und einem geringeren Brustkrebsrisiko festgestellt [50]. Auch bei klinischen Studien über Omega-3 und Fischkonsum können die Ergebnisse widersprüchlich sein, wobei andere Studien keinen Zusammenhang feststellen. Diese Diskrepanzen können auf Faktoren wie unterschiedliche Methoden zur Bewertung der Ernährung, Unterschiede bei den verzehrten Fischarten (und damit den Arten von Omega-3-Fettsäuren) und den Status ranziger Nahrungsergänzungsmittel zurückzuführen sein. Die Forscher sind sich jedoch einig, dass bei der Bewertung des Omega-6/3-Index das Bild deutlich wird, dass eine unzureichende Supplementierung nicht die therapeutisch wirksamen Konzentrationen erreicht [91].

In präklinischen Studien (d.h. Laborstudien, die nicht am Menschen durchgeführt wurden) wurde gezeigt, dass EPA und DHA das Wachstum von Brusttumoren hemmen, das Fortschreiten verzögern und die Wirkung bestimmter Chemotherapeutika verstärken.

Wie viel mehr Forschung brauchen wir wirklich, um den Zusammenhang zwischen Omega-3-Fettsäuren und dem Krebsrisiko vollständig zu verstehen? Eine Ernährung mit einem hohen Anteil an Omega-3-Fettsäuren als Teil einer ausgewogenen, nährstoffreichen Ernährung wird allgemein empfohlen und ist für die allgemeine Gesundheit nachgewiesen. Gilt dies nicht auch für Ihr Krebsrisiko? Sicherlich können Sie persönliche gesundheitliche Bedenken und Ernährungsumstellungen mit einem Gesundheitsdienstleister besprechen, aber bedenken Sie, dass Bluttests zeigen, dass die meisten "verschriebenen" Nahrungsergänzungsmittel nachweislich unwirksam und ranzig sind. Ihr "Gesundheitsdienstleister" sollte regelmäßig Tests zum Entzündungsindex von Omega-3 durchführen, um nachzuweisen, dass Ihre Nahrungsergänzungsmittel richtig wirken!

Es ist auch wichtig zu beachten, dass eine gesunde Ernährung mit Omega-3-Ergänzungen zwar wahrscheinlich entscheidend zur Verringerung des Krebsrisikos beiträgt, aber keine Garantie gegen Krebs ist und nur eine Komponente einer Krebspräventionsstrategie darstellt.

Es ist wichtig, darauf hinzuweisen, dass das Omega-6/3-Verhältnis zwar einen großen Einfluss auf die Gesundheit hat, aber nicht die einzige Determinante ist. Eine ausgewogene und abwechslungsreiche Ernährung, regelmäßige Bewegung, ausreichend Ruhe,

Stressbewältigung und eine rechtzeitige medizinische Versorgung sind alles Teile des Puzzles.

Wie beugt Omega-3 dem Krebs vor?

Wie im vorangegangenen Kapitel 3.1 erörtert, ist eine systemische Entzündung aufgrund eines hohen Omega-6/3-Verhältnisses die Ursache für zerstörerische zelluläre Prozesse. Abgesehen von der Verringerung der Entzündung hat die Forschung in der Tat darauf hingewiesen, dass Krebszellen einen veränderten Fettstoffwechsel haben können, der einen Mangel an Omega-3-Fettsäuren beinhalten kann. Omega-3-Fettsäuren, insbesondere Eicosapentaensäure (EPA) und Docosahexaensäure (DHA), sind wichtige Bestandteile der Zellmembranen und haben mehrere biologische Funktionen, die das Krebswachstum hemmen können.

Einer der vorgeschlagenen Mechanismen, durch den Omega-3-Fettsäuren das Wachstum von Krebszellen hemmen könnten, besteht darin, dass sie sich in Zellmembranen einlagern und deren Eigenschaften verändern. Dies kann die Fließfähigkeit, Flexibilität, Durchlässigkeit und die Funktion verschiedener Membranproteine und -rezeptoren beeinflussen. Veränderungen dieser Eigenschaften können sich wiederum auf die Signaltransduktionswege, das Zellverhalten und letztlich auf das Fortschreiten des Krebses auswirken.

Eine weitere Möglichkeit ist, dass Omega-3-Fettsäuren in bioaktive Derivate (wie Resolvine, Protectine und Maresine) umgewandelt werden, die entzündungshemmende, auflösungsfördernde und geweberegenerierende Eigenschaften besitzen. Diese Verbindungen könnten zur Verringerung von Entzündungen beitragen, die ein Schlüsselfaktor bei der Entstehung und dem Fortschreiten vieler Krebsarten sind.

Zusammenfassend lässt sich sagen, dass Ihre Beschwerden und die Bekämpfung moderner Krankheiten wie das metabolische Syndrom und Krebs stark von einer guten Versorgung mit Omega-3 abhängen. So wie Huck und Jim sich auf ihren Verstand, ihre Kameradschaft und ein robustes Floß verließen, um den tückischen Fluss zu befahren, müssen auch wir einen vielschichtigen Ansatz verfolgen, um die Komplexität von Gesundheit und Wohlbefinden zu meistern. Dazu gehört, dass wir unser Omega-6/3-Verhältnis im Gleichgewicht halten, bei Bedarf für eine angemessene Omega-3-Ergänzung sorgen und einen umfassenden Ansatz für unsere Gesundheit verfolgen. Diese Methode zur Erhaltung der Gesundheit und des Wohlbefindens beinhaltet die Aufrechterhaltung eines ausgewogenen Omega-6/3-Verhältnisses, die Sicherstellung einer angemessenen Omega-3-Supplementierung bei Bedarf und die Verfolgung eines ganzheitlichen Ansatzes für die Gesundheit. Zu diesem Zweck ist es von entscheidender Bedeutung, sich regelmäßig jährlichen Blutuntersuchungen zu unterziehen, einschließlich Tests für den entzündlichen Omega-6/3-Index und ein vollständiges Fettsäurepanel. Während die Einzelheiten dieser Tests im Anhang näher erläutert werden, ist es wichtig zu beachten, dass diese Fettsäuretests nur an den Membranen der roten Blutkörperchen (RBC) durchgeführt werden sollten, nicht nur am flüssigen Teil des Blutes.

3.3 Omega-3 hält Sie Jung

Huck machte sich keine Gedanken über das Alter, schließlich war er im Herzen noch ein Junge. Aber der Gedanke, jung zu bleiben, seine jugendliche Neugier und Vitalität zu bewahren, hatte einen gewissen Reiz. Der Gedanke kam ihm während einer weiteren seiner Traumbegegnungen mit Kopernikus, deren himmlische Konferenzen für sich genommen schon ein bewusstseinserweiterndes Abenteuer darstellten.

"Huck, stell dir dein Gehirn als eine lebendige Stadt vor", begann Kopernikus, und die Sterne des nächtlichen Traumhimmels ordneten sich zu einem verschlungenen Muster, das wie eine belebte Metropole aussah. "Stellen Sie sich Omega-3, insbesondere DHA, als die Lebenskraft der Stadt vor, als die Energie, die die Lichter leuchten und die Maschinen brummen lässt."

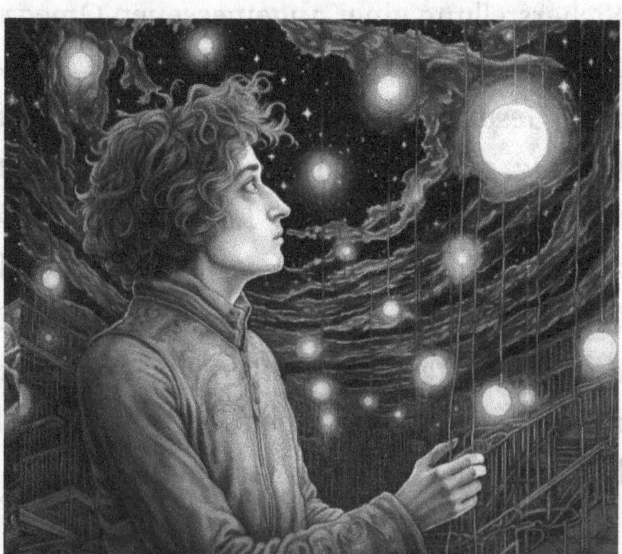

Abb. 17: So wie Kopernikus unser Paradigma des Universums veränderte, revolutioniert unser Verständnis von Omega-3 die Funktion unseres Gehirns.

Die Sternenstadt leuchtete heller als Antwort auf Kopernikus' Worte, was dem jungen Huck die Sache noch deutlicher machte. "Ohne genügend Omega-3 würde diese Stadt, dein Gehirn, langsam verdunkeln, ihre Gebäude würden schrumpfen, ihre Aktivitäten würden sich verlangsamen. In gewisser Weise altert sie schneller und verliert ihre Vitalität."

Huck sah zu, wie die Sternenstadt schrumpfte und dunkler wurde, ein Anblick, der sein Herz sinken ließ. Aber als ob er sein Unbehagen spürte, beruhigte Kopernikus ihn schnell. "Aber du hast das Richtige getan, Huck. Der Verzehr von Fisch, der reich an DHA ist, ist wie eine ständige Energiezufuhr für deine Stadt, die sie lebendig, hell und jung hält."

Hucks Traumstadt begann wieder zu wachsen und zu leuchten, jetzt noch heller und prächtiger als zuvor. "Sehen Sie, mit ausreichend DHA wird das Volumen der grauen Substanz in Ihrem Gehirn positiv beeinflusst. Das bedeutet, dass Sie Ihr Gehirn jung, lebendig und bereit für Abenteuer halten."

Als der Traum mit dem nahenden Morgengrauen zu verblassen begann, empfand Huck eine tiefe Wertschätzung für den Fisch, den er gegessen hatte. Im Grunde fütterte er damit die Vitalität seines Geistes und sorgte dafür, dass die Maschinerie seiner Gehirnstadt gut geölt und jung blieb. Als er erwachte, nahm er diese Erkenntnis mit in sein waches Leben und wusste, dass seine Omega-3-reiche Ernährung nicht nur seiner gegenwärtigen Gesundheit diente, sondern auch der Erhaltung seines jugendlichen Geistes in den kommenden Jahren.

Wie in den Abenteuern unseres jungen Helden Huckleberry Finn fließt der Fluss des Lebens unaufhörlich, aber auf seinem Weg zum Meer verlangsamt er sich unweigerlich. In unserem Körper findet eine ähnliche Reise statt, eine Reise, die vom Auf und Ab der Lebensenergie, der Vitalität in unseren Zellen selbst, geprägt ist. Unsere zellulären Energieerzeuger, die Mitochondrien, benötigen den richtigen Treibstoff, um diesen Energiefluss aufrechtzuerhalten. Dieser Treibstoff ist nichts anderes als Omega-3-Fettsäuren, vor allem EPA und DHA.

Verlassen wir nun das Flussufer und begeben uns in das Reich der Winzlinge - in die mikroskopische Welt unserer Zellen. In unseren Zellen befinden sich DNA-Stränge, unsere genetischen Baupläne, die mit schützenden Enden, den so genannten Telomeren, versehen sind, ähnlich wie die Plastikspitzen von Schnürsenkeln. Mit zunehmendem Alter nutzen sich diese Telomere allmählich ab und verkürzen sich bei jeder Zellteilung. Wenn die Telomere zu kurz werden, verlieren unsere Zellen ihre Fähigkeit, optimal zu funktionieren - ein Prozess, den wir als Alterung erleben.

Doch die Geschichte ist hier noch nicht zu Ende. Wie die geheime Schatzkarte in einem Abenteuerroman haben wissenschaftliche Studien ergeben, dass der Weg zu längeren Telomeren und potenziell längerer Vitalität in der konsequenten Aufnahme von Omega-3-Fettsäuren liegen könnte. So faszinierend wie die kryptischen Muster auf einer von Mark Twain selbst gezeichneten Landkarte sind die Zusammenhänge zwischen Omega-3 und der Länge der Telomere, die faszinierend und fesselnd sind.

Apropos DNA: Omega-3 verlängert Telomere

Telomere sind die Schutzkappen an den Enden unserer Chromosomen, die sich verkürzen, wenn sich unsere Zellen teilen. Wenn die Telomere zu kurz werden, kann sich die Zelle nicht mehr teilen und wird inaktiv oder stirbt. Dieser Prozess der Telomerverkürzung wird mit Alterung, Krebs und einem höheren Sterberisiko in Verbindung gebracht. Daher könnten Strategien, die die Telomere verlängern, potenziell die Lebensspanne und die Gesundheit verlängern. [52, 53]

Stellen Sie sich ein Enzym namens Telomerase wie einen talentierten Künstler vor, der akribisch daran arbeitet, die verblassten Farben und Details eines geliebten Meisterwerks wiederherzustellen. Telomerase ist der fleißige Restaurator unserer Telomere, der Spitzen unserer DNA-Stränge, die sich mit zunehmendem Alter abnutzen. Indem wir die Telomerase-Aktivität erhöhen, verlängern wir möglicherweise die Lebensdauer unserer Zellen und unsere eigene Vitalität.

Die bahnbrechende Studie "Association of Marine Omega-3 Fatty Acid Levels With Telomeric Aging in Patients With Coronary Heart Disease" [54], die im Journal of the American Medical Association veröffentlicht wurde, hat diesen unerwarteten Weg aufgezeigt. Die Studie ergab, dass bei gesunden älteren Erwachsenen eine höhere Aufnahme von Omega-3-Fettsäuren mit längeren Telomeren verbunden war. Diese Forschungsergebnisse deuten darauf hin, dass Omega-3-Fettsäuren unsere Zellgesundheit nähren und formen und damit möglicherweise die Lebensdauer unserer Zellen verlängern, so wie der Fluss Huckleberry Finns Reise nährte und formte. Ali 2022 [55]: Die Ergebnisse zeigten eine insgesamt positive Wirkung von Omega-3-Fettsäuren auf die Telomerlänge (mittlere Differenz = 0,16; 95% CI, 0,02, 0,30; p = 0,02).

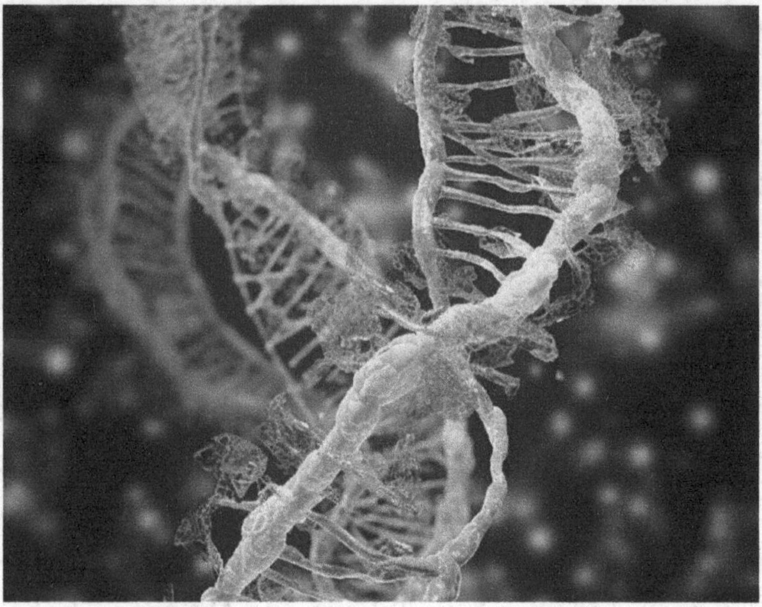

Abb. 18: Omega-3 beeinflusst den Alterungsprozess über die Telomere. [55]

So wie Kopernikus das geozentrische Modell des Kosmos in Frage gestellt hat, so stellt diese Idee unsere traditionelle Sichtweise des Alterns in Frage. Könnte es möglich sein, dass wir durch die Einnahme von Omega-3 eine gewisse Kontrolle über den Alterungsprozess haben? Dass wir unsere zelluläre Vitalität auf eine so tiefgreifende Weise beeinflussen können? Die Wissenschaft legt nahe, dass wir das vielleicht können.

Aber so wie Finn nicht einfach das Wort anderer akzeptieren würde, sollten wir das auch nicht. Jeder von uns sollte sich auf seine eigene persönliche Reise begeben und herausfinden, wie Omega-3-Fettsäuren unseren Körper nähren und uns helfen können, unsere zelluläre Vitalität zu erhalten. Dies könnte eine bahnbrechende Offenbarung sein, die unseren Umgang mit dem Altern verändert, so wie Kopernikus unser Verständnis des Kosmos verändert hat. Erinnern wir uns an den Geist von Huckleberry Finn, an die Kühnheit von Kopernikus und an das Streben nach

Wahrheit, das beide eint, während wir uns in dieses aufregende Grenzgebiet begeben.

Der Fluss des Wissens wird breiter und bietet neue Wege zur Erforschung. Eine 2014 in der Zeitschrift Brain, Behavior, and Immunity veröffentlichte Studie ist ein weiterer wichtiger Meilenstein auf dem Weg zum Verständnis der tiefgreifenden Wirkung von Omega-3-Fettsäuren. Veränderungen des n-6:n-3-PUFA-Plasmaverhältnisses trugen dazu bei, die Auswirkungen der Intervention zu klären: Die Telomerlänge nahm mit abnehmendem Omega-6/3-Verhältnis zu. Die Daten legen nahe, dass ein niedrigeres Omega-6/3-Verhältnis die Zellalterung beeinflussen kann.

Die Kontrolle der Alterung beginnt bereits im frühen Leben: Die Studie "Omega-3-Supplementierung senkt Entzündungen und Angstzustände bei Medizinstudenten: A randomized controlled trial" von Kiecolt-Glaser et al. wurde 2011 in Brain, Behavior, and Immunity veröffentlicht. [56]

In dieser Studie wurde festgestellt, dass Medizinstudenten, die Omega-3-Präparate erhielten, im Vergleich zu denjenigen, die ein Placebo erhielten, eine Verringerung von Entzündungen und Ängsten zeigten. Die Forscher beobachteten auch, dass Veränderungen im Verhältnis von Omega-6 zu Omega-3 mit Veränderungen der Telomerlänge einhergingen, was darauf hindeutet, dass eine Omega-3-Supplementierung die Zellalterung verlangsamen könnte.

Ein Zusammenhang zwischen Omega-3-Fettsäuren, wie DHA (Docosahexaensäure) und EPA (Eicosapentaensäure), und ADHS (Aufmerksamkeitsdefizit-Hyperaktivitätsstörung).

Mehrere Studien haben gezeigt, dass Kinder und Jugendliche mit ADHS im Vergleich zu Gleichaltrigen tendenziell niedrigere Werte an Omega-3-Fettsäuren aufweisen. Dies hat einige Forscher zu der Annahme veranlasst, dass eine Omega-3-Supplementierung zur Verbesserung der ADHS-Symptome beitragen könnte.

So ergab eine 2017 veröffentlichte Meta-Analyse zahlreicher Studien, dass eine Omega-3-Supplementierung die klinischen Symptome von ADHS deutlich verbessert. Außerdem haben Kinder und Jugendliche mit ADHS insgesamt niedrigere DHA-Spiegel. [127]

Sie berichteten auch, dass Patienten mit ADHS niedrigere EPA-, DHA- und Gesamt-Omega-3-Spiegel in ihrem Blut aufwiesen und dass eine Supplementierung kognitive Messwerte verbesserte, die mit der Aufmerksamkeit in Verbindung stehen.

Die Studie von Alessandra da Silva [57] ergab, dass eine Omega-3-Supplementierung die Aktivität dieses Zellkünstlers bei Patienten mit einer schweren depressiven Störung erhöhte. Hier zeigt sich die subtile Handschrift unserer Autorin, die die immaterielle Welt der geistigen Gesundheit mit der physischen Welt der Zellbiologie verbindet. So wie Huck durch die schwierigen Gewässer persönlicher und gesellschaftlicher Konflikte navigierte, kämpften auch die Menschen in dieser Studie mit den stürmischen Wellen einer schweren depressiven Störung. Es scheint jedoch, dass Omega-3 ein Leuchtfeuer in dieser stürmischen See sein könnte.

Diese Studie untermauert die Vorstellung, dass Omega-3-Fettsäuren wie eine Rettungsinsel in den unberechenbaren Strömungen des Lebens dazu dienen können, unsere Gesundheit und unser Wohlbefinden zu fördern, sowohl körperlich als auch geistig. Dies deutet auf eine tiefere Beziehung zwischen unserer geistigen Gesundheit und dem Zustand unserer Zellen hin, eine Verbindung, die so kompliziert und verflochten ist wie die Handlungsstränge in einem spannenden Roman.

Das Potenzial von Omega-3, sowohl die Langlebigkeit als auch die Vitalität unserer Zellen zu steigern, ist eine ebenso kühne Behauptung wie das heliozentrische Modell von Kopernikus. So wie seine revolutionären Ideen unser Verständnis des Kosmos grundlegend verändert haben, so könnten diese Erkenntnisse auch unseren Umgang mit dem Altern und der geistigen Gesundheit verändern.

Wie der rote Faden einer fesselnden Erzählung lädt uns diese Spur wissenschaftlicher Enthüllungen dazu ein, Fragen zu stellen, zu erforschen und uns auf unbekanntes Terrain zu begeben. Sie lädt uns ein, so neugierig zu sein wie Huck, so wagemutig wie Kopernikus und so offen für neue Perspektiven wie der fesselndste Leser. Schließlich ist die Geschichte unserer Gesundheit eine lebendige, sich entwickelnde Geschichte, eine, die wir mit jeder Mahlzeit, jeder Entscheidung und jedem Tag schreiben.

So wie unser schlauer Protagonist Huck im Laufe seiner Reise altert und reift, während er die Strapazen und Freuden des Lebens kennenlernt, tun dies auch unser Körper und unser Gehirn. Der Alterungsprozess ist jedoch in unserem Gehirn und unseren Sinnesorganen nicht so deutlich zu erkennen, ähnlich wie das subtile Wachstum und die Veränderung von Hucks Charakter im Laufe seiner Erzählung. Dieser Reifungsprozess bleibt uns zwar oft verborgen, ist aber nicht weniger real und wirkungsvoll. Die Worte von Swanson aus dem Jahr 2012 klingen wie ein Echo in den großen Weiten des Mississippi und belegen den tiefgreifenden Einfluss von Omega-3-Fettsäuren auf das gesunde Altern. [58]

Demenz beginnt früh im Leben

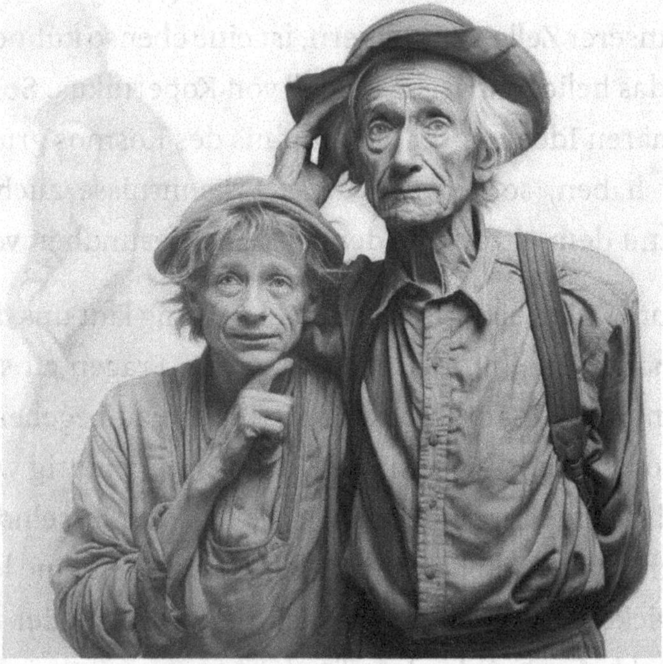

Abb. 19: Untersuchungen zeigen, dass sich Demenz bei älteren Menschen über Jahrzehnte hinweg entwickelt. [58]

Die Entwicklung eines Fötus ist, wie die ungeschriebenen Kapitel eines entstehenden Romans, zart und lebenswichtig. Die Verheißung der Zukunft liegt in diesen ersten Zellen verborgen, so wie die Saat einer fesselnden Erzählung in den ersten Zeilen eines Romans steckt. EPA und DHA, die edlen Helden unserer Omega-3-Erzählung, spielen eine zentrale Rolle in der fötalen Entwicklung und lenken die sich entfaltende Geschichte des Lebens, ähnlich wie die unsichtbaren Hände eines Autors.

Der Einfluss dieser Fettsäuren auf die Gesundheit unseres Herzens kann gar nicht hoch genug eingeschätzt werden, denn die

Herz-Kreislauf-Funktion ist der gleichmäßige Rhythmus der Lebenssinfonie. Sie bewegen sich mit der Präzision eines Orchesterdirigenten und lenken die Harmonie der Abläufe in unserem Körper. Wie die zentrale Handlung eines Romans treibt das Herz die Geschichte voran, wobei sein Rhythmus den unerbittlichen Lauf der Zeit widerspiegelt.

In der Dämmerung unseres Lebens, wenn sich die Seiten unseres Romans ihrem Ende nähern, droht eine Gefahr. Die Alzheimer-Krankheit, ein ebenso furchterregender Feind wie jeder, mit dem Huck konfrontiert war, stellt unsere geistige Vitalität und unser Gedächtnis in Frage. Doch auch hier stehen die Helden EPA und DHA ihren Mann, ein Leuchtfeuer der Hoffnung im schwindenden Licht. Wie in unserer gesamten Geschichte bemühen sie sich um Schutz und Bewahrung, um die Integrität unserer Geschichte gegen den Zahn der Zeit und die Krankheit zu verteidigen.

Wie die entscheidenden Momente in einer fesselnden Erzählung offenbaren auch diese entscheidenden Lebensabschnitte die wahre Kraft der Omega-3-Fettsäuren. Auf der Reise durch die Seiten unseres Lebens ist der Einfluss von EPA und DHA so allgegenwärtig wie der Mississippi in Hucks Erzählung, ein ständiger Begleiter, der unsere Gesundheit und unseren Alterungsprozess prägt. Ähnlich wie die ungezähmten Wasser des mächtigen Flusses ist die Wissenschaft der Omega-3-Fettsäuren ein weites und fesselndes Gebiet, das nur darauf wartet, erforscht zu werden.

Omega-3 und Ihre Stammzellen

Ähnlich wie Hucks jugendlicher Einfallsreichtum, der ihn durch die turbulenten Strömungen von Mississippi manövriert hat, verfügt auch unser Körper über ein einfallsreiches System - die Stammzellen, dynamische Akteure im komplizierten Theater der zellulären Regeneration. Aber selbst die kühnsten Protagonisten brauchen eine nährende Umgebung, um zu gedeihen. In diesem Sinne weist Rashids aufschlussreiche Forschung aus dem Jahr 2016 darauf hin, dass mehrfach ungesättigte Fettsäuren (PUFAs) als Nährstoffe für die Stammzellen unseres Körpers dienen können, ähnlich wie ein ruhiger Flussabschnitt, der es Huck ermöglicht, sein Floß effektiver zu steuern. [59]

Aber was bedeutet das für unser Verständnis des komplexen Dramas von Leben, Gesundheit und Langlebigkeit? Rashids Einsicht webt einen weiteren Faden in den Wandteppich dieser Erzählung. So wie Hucks Abenteuer durch die sich verändernden Konturen des Flusses neu gestaltet werden konnte, kann unser zelluläres Schicksal durch PUFA-basierte Interventionen beeinflusst werden —eine vielversprechende Möglichkeit, die die Kluft zwischen abstrakter Wissenschaft und greifbaren klinischen Anwendungen überbrückt.

Und so wie der Fluss unter seiner Oberfläche eine Vielzahl unsichtbarer Lebewesen beherbergt, so beherbergt auch unser Körper ein lebendiges zelluläres Ökosystem. In diesem lebendigen Tableau spielen Stammzellen eine entscheidende Rolle. Sie sind so etwas wie Huck, der sein Schicksal durch eine unvorhersehbare Reise der Vermehrung und Differenzierung gestaltet.

Der Zauber von Rashids Sichtweise liegt in ihrer Praktikabilität. Bei unserem Abenteuer auf dem Weg zur Gesundheit müssen wir die wissenschaftlichen Erkenntnisse mit der gleichen Unterscheidungskraft durchdringen, mit der Huck die Windungen von Mississippi durchquerte. Es ist eine Aufforderung, unsere

Ernährungsentscheidungen zu überdenken und die Umgebung, in der unsere Stammzellen leben, zu beeinflussen, ähnlich wie Hucks strategische Entscheidungen, um sein Überleben auf dem unberechenbaren Fluss zu sichern.

Dieses neue Verständnis, das auf dem soliden Gerüst der Forschung aufbaut, zeigt einen Weg auf, der die scheinbar unüberwindbare Herausforderung, das Schicksal der Stammzellen zu kontrollieren, zu einem erreichbaren Ziel machen kann. Es ist eine wirksame Erinnerung daran, dass jeder ein aktiver Akteur bei der Entfaltung unserer eigenen Geschichte ist. Und während wir uns weiterhin durch dieses komplexe Labyrinth von Gesundheit und Langlebigkeit bewegen, können uns die Erkenntnisse, die wir aus den wissenschaftlichen Untersuchungen von Omega-3 gewonnen haben, den Weg zu einer lebendigen und kraftvollen Existenz weisen.

Eine Studie von Kang und Kollegen aus dem Jahr 2014 [60] geht davon aus, dass Interventionen auf der Basis mehrfach ungesättigter Fettsäuren (PUFAs) ein vielversprechender Ansatz zur Beeinflussung der Stammzellproliferation oder -differenzierung für klinische Anwendungen sein könnten.

Mehrfach ungesättigte Fettsäuren (PUFAs), einschließlich Omega-3- und Omega-6-Fettsäuren, beeinflussen nachweislich verschiedene biologische Prozesse, darunter Entzündungen, zelluläre Signalübertragung und Membranfluidität. Darüber hinaus wurde nachgewiesen, dass bestimmte PUFAs eine Rolle bei der Regulierung der Differenzierung und Vermehrung von Stammzellen spielen.

In diesem Zusammenhang stellten die Forscher die Hypothese auf, dass Interventionen auf der Basis von PUFAs entwickelt werden könnten, um das Schicksal von Stammzellen zu steuern und so möglicherweise zur Entwicklung neuer Therapien für Krankheiten beizutragen, die mit einer Störung der Stammzellenfunktion einhergehen, oder für Zustände, die mit Stammzelltherapien behandelt werden könnten. [61]

Sarkopenie im Alter

So wie Hucks Kraft und Beweglichkeit ihm halfen, das unsichere Floß zu steuern und den wilden Mississippi zu befahren, so braucht auch unser Körper Kraft. Doch mit zunehmendem Alter lässt unsere Muskelkraft nach, ähnlich wie ein einst robustes Floß, das durch Zeit und Elemente verwittert. Dieser natürliche Prozess, der als Sarkopenie bekannt ist, stellt eine große Herausforderung in der Landschaft des Alterns dar. Doch der Einfallsreichtum der Wissenschaft, ähnlich wie Hucks erfinderischer Geist, hat vielversprechende Lösungen hervorgebracht..

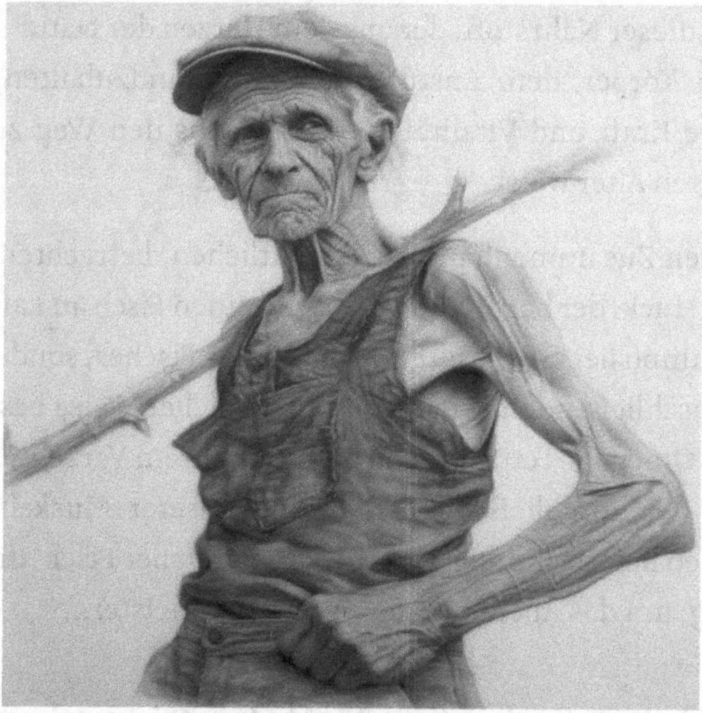

Abb. 20: Sarkopenie (Muskelschwund) im Alter hängt mit Omega-3-Mangel zusammen.

Eine solche Lösung lässt sich von der Natur inspirieren, ähnlich wie Huck, der die Ressourcen des Flusses und seiner Ufer nutzte. Omega-3-Fettsäuren, die in den Fischen, die Huck im Fluss gefangen haben könnte, reichlich vorhanden sind, haben sich als vielversprechend erwiesen, um den Auswirkungen der Sarkopenie entgegenzuwirken. Ähnlich wie bei einem erfolgreichen Angelausflug kann eine Omega-3-Supplementierung die Muskelproteinsyntheserate bei alternden Erwachsenen erhöhen, wie eine überzeugende Studie belegt.

In dieser faszinierenden wissenschaftlichen Expedition steht das bescheidene Omega-3 als ein Leuchtfeuer der Hoffnung, ähnlich der Laterne, die Huck in der einhüllenden Dunkelheit der Nacht angezündet haben könnte. Und ähnlich wie Hucks Widerstandskraft hilft dieser Nährstoff, der aus dem Herzen der Natur stammt, unserem Körper, dem Ansturm der Zeit standzuhalten, indem er unsere Kraft und Vitalität stärkt und uns den Weg zu einem gesünderen Alter weist.

Um diesen Zusammenhang zu verdeutlichen, betrachten Sie das Bild von Huck, der barfuß und grinsend einen Fisch an Land zieht. Sein Triumph liegt nicht nur im Fangen des Fisches, sondern auch in der anschließenden Ernährung. In ähnlicher Weise besteht der Sieg der Omega-3-Fettsäuren nicht nur in ihrem Verzehr, sondern auch in der anschließenden Stärkung unserer Muskeln. Diese Fettsäuren liefern, ähnlich wie Hucks gefangener Fisch, die nötige Nahrung, um das Abenteuer des Alterns zu meistern.

Omega-3 stimuliert Muskelproteinsynthese

Die Geschichte des Älterwerdens muss also nicht die des unausweichlichen Niedergangs sein. Stattdessen kann sie die Vitalität und den Einfallsreichtum widerspiegeln, die in Ihnen stecken. Unterstützt durch das Leuchtfeuer von Omega-3 können auch wir den Fluss der Zeit durchschiffen, gestärkt und bereit sein die Herausforderungen zu meistern, die auf uns zukommen mögen. Ähnlich wie die Geschichte von Huckleberry Finn kann auch die Geschichte unserer Gesundheit und Langlebigkeit eine Geschichte der Stärke und Widerstandsfähigkeit sein. Huck war zwar noch jung, aber er hatte auch sehr gutes Omega-3 aus Fisch zur Verfügung, um diese gefährlichen Abenteuer zu bestehen. [62]

So wie Hucks Floß von den sich ständig ändernden Strömungen des Mississippi gelenkt wurde, so sind es auch die Lipidflöße, die die schwankenden Kräfte unserer Ernährungsgewohnheiten erzeugen. Huck verstand in seiner jugendlichen Weisheit, dass die vom Fluss gebotene Fülle mehr als nur ein Mittel zum Überleben war; sie war im Grunde eine Quelle der Lebenskraft. Der Fisch, den er fing, füllte nicht nur seinen Magen, sondern versorgte seinen Körper auch, ohne dass er es wusste, mit wertvollen Omega-3-Fettsäuren, die seine jugendliche Vitalität und Widerstandskraft stärkten.

In gewisser Weise können Hucks Abenteuer als Metapher für die Reise zu Gesundheit und Wohlbefinden gesehen werden. Seine Bereitschaft, sich Widrigkeiten zu stellen, sein Einfallsreichtum und sein unbeugsamer Geist sind Eigenschaften, die auch wir in unserem Streben nach optimaler Gesundheit verkörpern können. Und genau wie Huck haben wir in Omega-3 einen treuen Verbündeten.

Für Huck war der Fluss sein Versorger, sein Beschützer und sein Weg. Für uns kann Omega-3 eine ähnliche Rolle spielen - es bewahrt unsere Gesundheit, stärkt unseren Körper und führt uns zu einem Zustand des Wohlbefindens. So wie Huck ein unerschütterliches Vertrauen in den Fluss hatte, können auch wir uns auf Omega-3 verlassen, um durch die Höhen und Tiefen unserer Gesundheitsreise zu navigieren.

Der Mississippi mit seinem Fischreichtum verschaffte Huck einen Vorteil, den viele von uns vielleicht übersehen. Mit jedem Fisch, den er fing, erntete er ungewollt eine starke Quelle von Omega-3. Und diese Fettsäuren trugen, genau wie die Lebenslektionen, die Huck auf seiner Reise lernte, zu seiner Widerstandsfähigkeit und Vitalität bei.

So wie Huck von dem Angebot des Flusses profitierte, so profitiert auch unser Körper von den Vorteilen der Omega-3-Fettsäuren. Es ist in der Tat so, als ob die Natur, ähnlich wie der rätselhafte Mississippi, uns mit Omega-3 einen wirksamen Schutzschild geboten hat - einen Schutzschild gegen die häufigen Krankheiten unserer Zeit. Wir sollten es uns also zunutze machen, so wie Huck es mit dem Fluss getan hat, um unsere Gesundheit und Vitalität voranzutreiben.

So wie der Fluss als Kulisse für Hucks Coming-of-Age-Geschichte diente, spielt Omega-3 eine entscheidende Rolle in unserer Geschichte über Gesundheit. Und wie Hucks Geschichte uns daran erinnert, sind es oft die natürlichen Ressourcen - die Fische im Fluss, das Omega-3 in unserer Ernährung -, die die tiefgreifendsten Quellen für Stärke und Überleben sind, besonders im Alter. Die Gesundheit unserer Stammzellen spielt in diesem Prozess eine entscheidende Rolle.

Wenn wir uns die Prüfungen von Huckleberry Finn ansehen, ist ein Floß nicht die einzige Gemeinsamkeit mit Omega-3, die wir finden. Es ist klar zu erkennen, dass eine ebenso starke, ebenso beständige Kraft zu Gunsten des kleinen Jungen wirkte. Während er einen Fisch nach dem anderen aus dem Mississippi zog, verschlang Huck unwissentlich ein Festmahl aus mehrfach ungesättigten Omega-3-Fettsäuren, eine Art entzündungshemmendes Mittel, das, wie die Studie von Dupont aus dem Jahr 2019 zeigt, eine Gegenmaßnahme gegen Sarkopenie, den altersbedingten Muskelschwund, sein könnte. [63]

So wie Huck sich gegen die gesellschaftlichen Fesseln gewehrt hat, befinden wir uns in einem Kampf gegen die anhaltenden Entzündungsketten und die Insulinresistenz, die unsere Gesundheit gefangen halten. In diesem Kampf gibt es einen Hoffnungsschimmer - genau die Omega-3-Fettsäuren, von denen sich Huck unwissentlich ernährte. Sie haben das Potenzial, diese Fesseln durch ihre anabole Wirkung auf unsere Muskeln und ihre Fähigkeit, die mTOR-Signalgebung zu aktivieren, zu sprengen.

Was wäre, wenn wir uns wie Huck den gesellschaftlichen Normen widersetzen könnten, anstatt altersbedingte Krankheiten als unausweichlichen Fluch zu akzeptieren? Duponts Studie legt nahe, dass die Aufnahme von mehrfach ungesättigten Omega-3-Fettsäuren in unsere Ernährung unser Mississippi-Fluss sein könnte, unser Weg, um durch die gefährlichen Gewässer des Alterns und der chronischen Entzündungen zu navigieren.

Hucks Hartnäckigkeit und Einfallsreichtum halfen ihm, verschiedene Widrigkeiten zu überstehen. In ähnlicher Weise ist es an uns, die Ressourcen zu nutzen, die uns die Natur in Form von Omega-3 zur Verfügung gestellt hat. So wie Huck nicht nur überlebte, sondern auch gedieh, können auch wir unsere Gesundheit stärken, Entzündungen abwehren und möglicherweise das Auftreten von Sarkopenie verzögern oder verhindern.

Wenn wir die Parallele zwischen Hucks Reise und unserer gesundheitlichen Odyssee weiter vertiefen, wird immer deutlicher, dass die Omega-3-Fettsäuren, die in Hucks Flussfängen reichlich enthalten waren, eine wichtige Rolle für seine Widerstandsfähigkeit gespielt haben könnten. Mit diesem neu gewonnenen Verständnis können wir hoffentlich die Kraft der Omega-3-Fettsäuren nutzen, um uns vor häufigen Krankheiten zu schützen, und so die Bedeutung von Omega-3 in unserer Gesundheitsgeschichte unterstreichen.

Lassen wir uns von Hucks Geschichte inspirieren und begegnen wir den Widrigkeiten des Alterns mit Mut, Entschlossenheit und einer Angelrute - metaphorisch gesprochen - in unseren Händen. Entzündungen und Insulinresistenz, die versteckten Widersacher in unserem Körper, haben keine Chance gegen die starke Kraft von Omega-3, unserem ganz eigenen Mississippi voller lebenserhaltender Fische. Eine umfassendere und detailliertere Erörterung vieler Volkskrankheiten finden Sie unter omega3health.us/science.

Kapitel 4

Entfesseln Sie Ihr sportliches Potenzial

Wie wir bereits besprochen haben, sind gesunde Stammzellen durch Omega-3-Fettsäuren nicht nur für das Altern, sondern auch für die sportliche Leistung in jedem Alter von entscheidender Bedeutung. Omega-3-Fettsäuren, zu denen Eicosapentaensäure (EPA) und Docosahexaensäure (DHA) gehören, sind für ihre positiven Auswirkungen auf viele Aspekte der Gesundheit bekannt, einschließlich der sportlichen Leistung und Erholung. [122]

- Leistung: Omega-3-Fettsäuren können zur Verbesserung der sportlichen Leistung beitragen, indem sie die Muskelaktivierung erhöhen und die Ermüdung verringern.

- Erholung: Omega-3-Fettsäuren haben entzündungshemmende Eigenschaften, die dazu beitragen können, die Erholungszeit nach intensivem Training zu verkürzen, indem sie Entzündungen in den Muskeln reduzieren.

- Wachstum der Muskeln: Es wird angenommen, dass Omega-3-Fettsäuren die Muskelproteinsynthese (den Prozess, der zum Muskelwachstum führt) fördern und zur Steigerung der Muskelkraft und -funktion beitragen können.

- Knochengesundheit: Omega-3-Fettsäuren könnten die Knochenbildung fördern, was besonders für Sportler wichtig ist, die Sportarten mit hoher Belastung für das Skelettsystem ausüben.

- Geistige Gesundheit: Omega-3-Fettsäuren spielen auch eine Rolle für die Gesundheit des Gehirns, was sich auf die Motivation, die Stimmung und die Stressreaktion eines Sportlers auswirken kann.

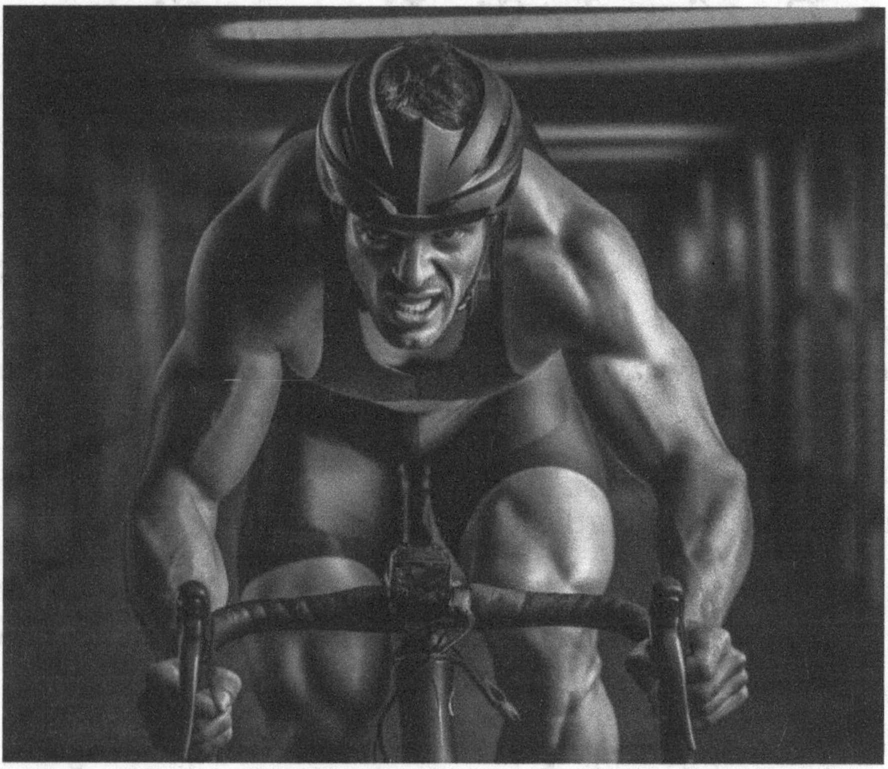

Abb. 21: Profisportler, vor allem in höherem Alter, brechen neue Rekorde, wenn eine Reduzierung des Omega-6/3-Index erreicht wird.

4.1 Ein heimlicher Fitness-Begleiter

Omega-3-Fettsäuren, insbesondere EPA und DHA, können verschiedene Vorteile für die sportliche Leistung und Erholung bieten. So wie der stetige und unbeirrbare Strom des Flusses Huck und Jim auf ihrer Reise trug, könnten Omega-3-Fettsäuren als mächtige Verbündete für Sportler betrachtet werden. Im Folgenden sind einige Möglichkeiten aufgeführt, wie diese essenziellen

Fettsäuren die sportliche Leistung und Erholung verbessern können:

Verringerung von Entzündungen und Muskelkater: Sportliche Betätigung kann Entzündungen und Muskelschäden hervorrufen, die zu Muskelkater und längeren Erholungszeiten führen. Omega-3-Fettsäuren sind für ihre entzündungshemmenden Eigenschaften bekannt, die dazu beitragen können, Muskelkater zu verringern und die Erholung zu beschleunigen.

Verbesserte Herz-Kreislauf-Funktion: Omega-3-Fettsäuren können zu einem gesünderen Herz-Kreislauf-System beitragen, was für Ausdauersportler entscheidend ist. Ein gesundes Herz kann mehr Blut pumpen und die Muskeln mit mehr Sauerstoff und Nährstoffen versorgen, was die sportliche Leistung steigern kann.

Verbesserte Immunfunktion: Intensives Training kann das Immunsystem unterdrücken, wodurch Sportler anfälliger für Infektionen werden. Omega-3-Fettsäuren können das Immunsystem stärken und den Sportlern helfen, während intensiver Trainingsperioden gesund zu bleiben.

Verbesserte Gelenkgesundheit: Es wurde festgestellt, dass Omega-3-Fettsäuren die Symptome von Gelenkschmerzen und Steifheit lindern, was für Sportler, die intensive Sportarten betreiben, von Vorteil sein kann.

Bessere Gesundheit des Gehirns: DHA, eine Art von Omega-3-Fettsäure, ist für die Gesundheit und Funktion des Gehirns unerlässlich. Eine verbesserte kognitive Funktion kann die Konzentration, die Entscheidungsfindung und die Reaktionszeit bei Sportlern verbessern.

Es ist wichtig zu beachten, dass Omega-3-Fettsäuren zwar diese Vorteile bieten können, aber kein Ersatz für eine ausgewogene Ernährung, richtiges Training, ausreichende Ruhepausen und medizinische Beratung sind.

Athleten setzen ihren Körper durch intensives Training und Wettkämpfe erheblichen Belastungen aus. Die hohen Stoffwechselbelastungen beim Sport, insbesondere beim Ausdauertraining und beim Training mit hoher Intensität, führen häufig zu einer erhöhten Produktion von freien Radikalen und Entzündungsstoffen im Körper. Omega-3-Fettsäuren, insbesondere DHA (Docosahexaensäure), sind für ihre entzündungshemmenden Eigenschaften bekannt und können eine entscheidende Rolle bei der Kontrolle und Reduzierung von Entzündungen spielen.

Angesichts der hohen Stoffwechselanforderungen bei sportlichen Aktivitäten benötigen Sportler jedoch möglicherweise mehr Omega-3-Fettsäuren als Nicht-Sportler. Wenn die Aufnahme dieser essenziellen Fette mit der Nahrung nicht ausreicht, kann es tatsächlich zu einem Mangel kommen, der zu einem Ungleichgewicht im Verhältnis von Omega-6- zu Omega-3-Fettsäuren im Körper führt.

Ein gesundes Verhältnis von Omega-6- zu Omega-3-Fettsäuren sollte etwa 4:1 oder weniger betragen. Wenn dieses Verhältnis deutlich höher ist, kann dies zu chronischen Entzündungen führen, die die Regeneration und Leistungsfähigkeit beeinträchtigen und das Risiko von Verletzungen und Krankheiten erhöhen können.

Bei einigen Sportlern kann das Verhältnis des Entzündungsindexes bis zu 100:1 betragen, da sie viel Omega-6 aus verarbeiteten Lebensmitteln und Fast Food und wenig Omega-3 zu sich nehmen, was möglicherweise zu mehr Entzündungen und einer langsameren Erholung führt. Dies könnte die Bedeutung einer Omega-3-Ergänzung, einer ausgewogenen, Omega-3-reichen Ernährung und möglicherweise personalisierter Ernährungsstrategien für Sportler unterstreichen, um ein gesundes Verhältnis von Omega-6 zu Omega-3 aufrechtzuerhalten und ihre allgemeine Gesundheit und Leistungsfähigkeit zu unterstützen.

4.2 Schnelle Muskel Erholung mit Omega-3

Nach wochenlangen Abenteuern auf dem Mississippi hatten sich Huck und Jim an den Rhythmus des Flusses und die Routine ihres täglichen Lebens auf dem Floß gewöhnt. Sie angelten im Fluss und kochten ihren Fang über einem offenen Feuer auf dem Floß. Eines Tages gerieten sie in den Weg eines riesigen Dampfschiffs. Sie versuchten, auszuweichen, aber der Dampfer war zu schnell und sie stießen mit ihm zusammen. Ihr Floß wurde zerstört, und sie trieben im Fluss.

Huck war schon immer ein begeisterterer Fischesser gewesen als Jim. Er liebte den frischen Fisch aus dem Fluss, während Jim das Maismehl bevorzugte, das sie mitgebracht hatten. Dies hatte zur Folge, dass Huck doppelt so viel Fisch aß wie Jim, wodurch er eine beträchtliche Menge an Omega-3-Fettsäuren, einschließlich EPA und DHA, zu sich nahm.

Omega-3-Fettsäuren, die in großen Mengen in Fisch vorkommen, sind für ihre zahlreichen gesundheitlichen Vorteile bekannt. Einer dieser Vorteile besteht darin, dass sie die körperliche Leistungsfähigkeit steigern, und das ist genau das, was Huck nach der Havarie des Dampfschiffs brauchte.

Trotz des kalten Wassers und der starken Strömung stellte Huck fest, dass er mit überraschender Kraft und Geschwindigkeit schwimmen konnte. Seine Muskeln fühlten sich energiegeladen an, seine Bewegungen waren fließend, und er ermüdete nicht so schnell, wie er es erwartet hatte. Tatsächlich erreichte er das Ufer noch vor Jim.

Jim, der weniger Fisch gegessen hatte und daher weniger Omega-3-Fettsäuren zu sich nahm, hatte im Wasser mehr zu kämpfen. Er war langsamer und schien schneller zu ermüden. Schließlich schaffte er es ans Ufer, aber er war erschöpft und außer Atem.

In den folgenden Tagen erholte sich auch Huck schneller. Während Jim noch mit Muskelkater zu kämpfen hatte, war Huck schon wieder auf den Beinen und suchte nach Material für den Bau eines neuen Floßes.

Ihre Erfahrungen im Wasser und die unterschiedlichen Erholungszeiten machten Huck und Jim klar, wie wichtig eine ausgewogene Ernährung ist. Von da an aß Jim genauso viel Fisch wie Huck, um sicherzustellen, dass beide von den Vorteilen der Omega-3-Fettsäuren profitieren.

Dies ist zwar ein fiktives Szenario, aber es veranschaulicht die potenziellen Vorteile von Omega-3-Fettsäuren, insbesondere EPA und DHA, für die körperliche Leistungsfähigkeit und Erholung. Es ist jedoch wichtig, sich daran zu erinnern, dass Omega-3 vielleicht die Wunderwaffe ist, die am besten im Rahmen einer ausgewogenen Ernährung und eines gesunden Lebensstils wirkt.

Omega-3-Fettsäuren, einschließlich EPA und DHA, haben sich in mehreren Bereichen als vielversprechend erwiesen, von denen

Sportler oder alle, die sich körperlich anstrengen, wie Huck und Jim auf ihrem Floß, profitieren könnten:

Verletzungsreduzierung: Die entzündungshemmenden Eigenschaften von Omega-3 können dazu beitragen, Schwellungen und Blutergüsse nach Verletzungen zu verringern und so die Genesung zu beschleunigen. Dies könnte in Situationen wie dem Absturz von Huck und Jims Floß, in denen eine schnelle Genesung erforderlich ist, von entscheidender Bedeutung sein.

Erhaltung der Muskeln: Omega-3-Fettsäuren wirken nachweislich Muskelschwund und Sarkopenie, dem altersbedingten Verlust von Muskelmasse und -funktion, entgegen. Dies ist besonders wichtig für alternde Sportler oder Personen, die ihre Kraft und Unabhängigkeit im Alter erhalten wollen. [123]

Reaktive Sauerstoffreduktion: Körperliche Betätigung führt zur Produktion reaktiver Sauerstoffspezies (ROS), die oxidative Schäden an den Zellen verursachen können. Omega-3 kann dazu beitragen, die Produktion von ROS zu reduzieren und den Körper vor diesen oxidativen Schäden zu schützen.

Cortisol-Regulierung: Omega-3 kann zur Regulierung von Cortisol, dem wichtigsten Stresshormon des Körpers, beitragen. In Zeiten körperlichen oder geistigen Stresses, z. B. bei intensivem Training oder traumatischen Ereignissen, steigt der Cortisolspiegel an. Indem es zur Regulierung des Cortisolspiegels beiträgt, könnte Omega-3 die Stressbewältigung unterstützen und die Erholung nach körperlicher Anstrengung verbessern.

4.3 Zeugnisse von Sportlern

Supersportler und Omega-3

Da viele aktive Menschen und insbesondere ältere Menschen erhebliche Verbesserungen bei Ausdauer, Kraft und Durchhaltevermögen feststellen, wird deutlich, dass sich diese Vorteile anhand der Leistungsdaten von Spitzensportlern quantifizieren lassen. Im Folgenden werden wir eine Sammlung von Erfahrungsberichten von Fitnessbegeisterten und Profisportlern vorstellen.

62 Jahre alter Mann

"Ich nehme das Zinzino-Balance-Öl erst seit 6 Wochen, aber in diesem Sommer war ich auf dem Mt. Rainier wandern und meine Frau bemerkte, wie schnell ich vor ihr aufstieg. Was vorher schwierige Wanderungen für mich waren, schien viel einfacher zu sein und ich hatte in den folgenden Tagen fast keinen Muskelkater."

57-jähriger Radfahrer

"Ich kann jetzt ohne Erholungszeit trainieren, früher war ich nach einer langen Fahrt tagelang mit Muskelkater und steifen Sehnen am Boden. Seit ich das Zinzino Balance Öl 18 Monate lang eingenommen habe, ist mein Herz stärker als je zuvor in meinem Leben. Ich fühle mich verjüngt und kann die steilsten Hügel ohne signifikantes Herzklopfen erklimmen, während ich vorher anhalten und eine Pause einlegen musste, jetzt mache ich einfach weiter... - dieses Omega-3-Produkt funktioniert gut und gibt mir Kraft und Ausdauer!

Ein 22-jähriger Marine-Soldat

"Meine schnellste Meile vor der Einnahme von Zinzino Balance Öl war 6'30" vor etwa einem Jahr. Ich bin gerade 2,25 Meilen in 26 Minuten gelaufen und bin dann direkt in eine weitere Meile in einem Tempo von 6:30 Minuten gegangen und dann direkt in eine 0,75 Meile in einem Tempo von 5:30. Dann habe ich 1 Minute Pause gemacht und bin eine 5. Meile in 6:20 Minuten gelaufen. Ich bin öfter gelaufen als sonst, und die 2,25 Meilen im 10-Minuten-Tempo (in der zweiten Zone konnte ich mich währenddessen unterhalten) haben mir ein Läuferhoch verschafft (und ich bin noch nie nach einem langsamen Lauf so lange in den Sprint gegangen) - ich bin mehr in meiner Blütezeit, habe mehr Muskeln usw.,

obwohl ich jetzt 60 Pfund schwerer bin, was sich negativ auf die Laufgeschwindigkeit auswirken könnte! Zusammenfassend denke ich, dass das Balance-Öl wirklich gut für die sportliche Leistung ist und einen Effekt auf diesen Test heute hatte. Ich hatte keine Angst um mein Herz, als ich mich anstrengte, es fühlte sich überhaupt nicht an, als würde mein Herz pochen."

Weltrekord-Ultra-Radfahrer auf neuen Rekorden

"Bevor ich von Zinzino erfuhr, hatte ich nicht viel auf meine Omega-3-Aufnahme [64] geachtet. Ich konnte nicht so recht glauben, wie schlecht meine Ergebnisse waren. Mein Omega-6:3-Verhältnis lag bei 17:1 und die Durchlässigkeit meiner Zellmembranen bei 23,1. Jetzt weiß ich, dass dies einer der Gründe ist, warum Radsportler bei Ultra-Wettkämpfen mit verschiedenen gesundheitlichen Problemen zu kämpfen haben. [65]

Einer der wichtigsten Indikatoren sind meine Rennergebnisse. Es ist klar, dass Ultraradfahren eine intensive Belastung für den Körper, den Geist und das Verdauungssystem ist. Während des Rennens, bei dem ich den Weltrekord aufstellte, nahm ich täglich ZinoBiotic+ ein. Ich leide nicht mehr unter Verdauungsproblemen. Ich habe das Gefühl, dass ich erst am Anfang stehe, um zu sehen, was mit Zinzino möglich ist = 2022: Team Arvis Arvis aus Lettland radelte 2.211 Meilen oder 3559 KM über 7 Tage mit einem Durchschnitt von 315 Meilen pro Tag oder 508 KM pro Tag. Damit haben wir unseren Rekord aus dem Jahr 2021 um 32 Meilen oder 52 km übertroffen und sind pro Tag 4 Meilen oder 7 km mehr geradelt."

Ein Kommentar von Dr. Stuart Phillips, einem führenden Forscher auf dem Gebiet der Trainingsphysiologie und Ernährung. Er weist darauf hin, dass Omega-3-Fettsäuren wie EPA und DHA, die in Fischöl enthalten sind, die Skelettmuskulatur empfänglicher für die wachstumsfördernden Wirkungen von Widerstandstraining und Ernährung machen und so die Muskelproteinsynthese verbessern und zum Erhalt der Muskelmasse beitragen könnten.

Diese potenzielle Wirkung von Omega-3 könnte besonders für Sportler über 40 von Vorteil sein. Mit zunehmendem Alter beginnt unser Körper auf natürliche Weise Muskelmasse zu verlieren, ein Zustand, der als Sarkopenie bekannt ist. Durch Widerstandstraining und die Einnahme von Omega-3-Präparaten könnten ältere Sportler diesem Effekt jedoch entgegenwirken, ihre Muskelmasse und Kraft erhalten und möglicherweise ihre Leistung steigern.

Kurz gesagt: Omega-3-Fettsäuren können dazu beitragen, die Muskelmasse zu erhalten, sich vom Training zu erholen und Entzündungen zu verringern. Allerdings ist die Forschung in diesem Bereich noch nicht abgeschlossen, und wir sind noch dabei, die vollständigen Mechanismen und Vorteile von Omega-3-Fettsäuren in Bezug auf Sport und Muskelgesundheit zu erforschen.

Es ist auch wichtig zu beachten, dass Omega-3-Fettsäuren zwar die sportliche Leistung und die allgemeine Gesundheit unterstützen können, sie sollten jedoch eine ausgewogene Ernährung und ein abgerundetes Trainingsprogramm nicht ersetzen.

Omega-3-Fettsäuren wie EPA und DHA sind für ihre vielfältigen gesundheitlichen Vorteile bekannt, darunter die Verringerung von Entzündungen, die Verbesserung der Herzgesundheit und die Unterstützung der Gehirnfunktion. Andererseits sind Omega-6-Fettsäuren zwar für unsere Gesundheit unerlässlich, werden aber in der westlichen Ernährung oft in zu großen Mengen verzehrt, was zu Entzündungen beitragen kann, wenn sie nicht durch eine ausreichende Omega-3-Aufnahme ausgeglichen werden.

Ein hohes Verhältnis von Omega-6- zu Omega-3-Fettsäuren, wie es bei vielen Sportlern und der Allgemeinbevölkerung zu beobachten ist, kann im Laufe der Zeit zu chronischen Entzündungen und damit verbundenen Gesundheitsproblemen führen. Durch die Einnahme von Omega-3-Fettsäuren konnten die Fußballspieler des LSK Norwegen ihr Omega-6-zu-Omega-3-Verhältnis senken, was möglicherweise zu einer besseren Regeneration, weniger Entzündungen und einer insgesamt besseren Leistung auf dem Spielfeld beigetragen hat.

Aufgrund des hohen Bedarfs an Geweberegeneration und Energieverbrauch haben Sportler einen höheren Zellumsatz. Der Aufbau neuer Muskeln und des notwendigen Gefäß- und Nervengewebes erfordert große Mengen an Omega-3. In Tests sehen wir bis zu 95 % Mangelerscheinungen, die bei Sportlern zu Entzündungswerten von bis zu 100:1 führen.

Bei Profifußballspielern im LSK NORWEGEN wurde ein Omega-6/3-Verhältnis im Blut von durchschnittlich über 12:1 und bis zu 25:1 festgestellt. Nur 2 Spieler hatten ein akzeptables Verhältnis von unter 4:1. Nach einer 6-monatigen Supplementierung lag der Durchschnitt unter 4:1. Der Verein hat seitdem den norwegischen Fußballpokal gewonnen und befindet sich derzeit im oberen Drittel der Eliteserien. [66]

Wie funktioniert dieses sportliche Wunderwerk?

Laktatdehydrogenase (LDH) ist ein Enzym, das am Prozess der anaeroben Glykolyse beteiligt ist, d. h. am Abbau von Glukose zur Energiegewinnung, wenn der Sauerstoffgehalt niedrig ist, wie z. B. bei intensiver körperlicher Betätigung. LDH katalysiert die Umwandlung von Pyruvat in Laktat, eine Reaktion, bei der auch NADH in NAD+ umgewandelt wird. Die Wiederauffüllung von NAD+ ist für die Fortsetzung der Glykolyse und die ATP-Produktion entscheidend.

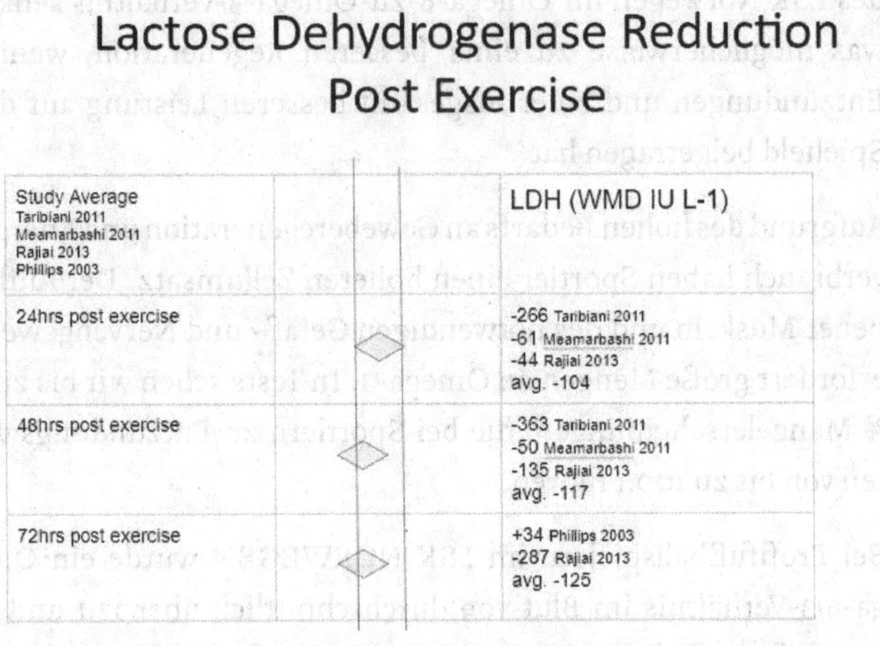

Lactose Dehydrogenase Reduction Post Exercise
Study Average
Taribiani 2011
Meamarbashi 2011
Rajiai 2013
Phillips 2003
LDH (WMD IU L-1)
24hrs post exercise
-266 Taribiani 2011
-61 Meamarbashi 2011
-44 Rajiai 2013
avg. -104
48hrs post exercise
-363 Taribiani 2011
-50 Meamarbashi 2011
-135 Rajiai 2013
avg. -117
72hrs post exercise
+34 Phillips 2003
-287 Rajiai 2013
avg. -125

Abb. 22: Hohe LDH-Werte im Blut nach intensiver körperlicher Betätigung weisen in der Regel auf Muskelschäden hin, da LDH von geschädigten Zellen freigesetzt wird. Daher versuchen Sportler häufig, die LDH-Werte zu senken, um Muskelschäden zu minimieren und die Erholung zu fördern. (Abbildung wurde angepasst aus [67])

Einige Studien haben ergeben, dass eine Omega-3-Supplementierung dazu beitragen kann, den LDH-Spiegel zu senken. Der vermutete Mechanismus für diese Wirkung könnte in den entzündungshemmenden Eigenschaften der Omega-3-Fettsäuren liegen, die dazu beitragen können, Muskelentzündungen und -schäden während und nach dem Training zu verringern. Durch die Verringerung der Muskelschädigung könnte Omega-3 den Beginn der LDH-Freisetzung verzögern, so dass die Athleten eine hohe Leistungsintensität über einen längeren Zeitraum aufrechterhalten können.

Darüber hinaus könnte die entzündungshemmende Wirkung von Omega-3-Fettsäuren auch den Erholungsprozess verbessern und den Sportlern helfen, nach einem intensiven Training schneller wieder mit dem Training zu beginnen.

Die Bedeutung der Omega-3-Fettsäuren, insbesondere der DHA (Docosahexaensäure), für die Gesundheit und Funktion der Mitochondrien ist sehr groß. Wie bereits erwähnt, ist das Kardiolipin, ein Phospholipid, das vor allem in der inneren Mitochondrienmembran vorkommt, besonders reich an mehrfach ungesättigten Fettsäuren (PUFAs) wie DHA. Cardiolipin spielt eine entscheidende Rolle bei mehreren mitochondrialen Prozessen, einschließlich der Energieproduktion, der Apoptose (programmierter Zelltod) und der mitochondrialen Fusion und Spaltung.

Eine gesunde Kardiolipin-Zusammensetzung ist entscheidend für die Aufrechterhaltung einer optimalen Mitochondrienfunktion. Veränderungen in der Fettsäurenzusammensetzung von Cardiolipin, wie z. B. eine Verringerung des DHA-Gehalts, können die Fluidität und Funktion der Mitochondrienmembranen beeinträchtigen und möglicherweise zu einer mitochondrialen Dysfunktion führen.

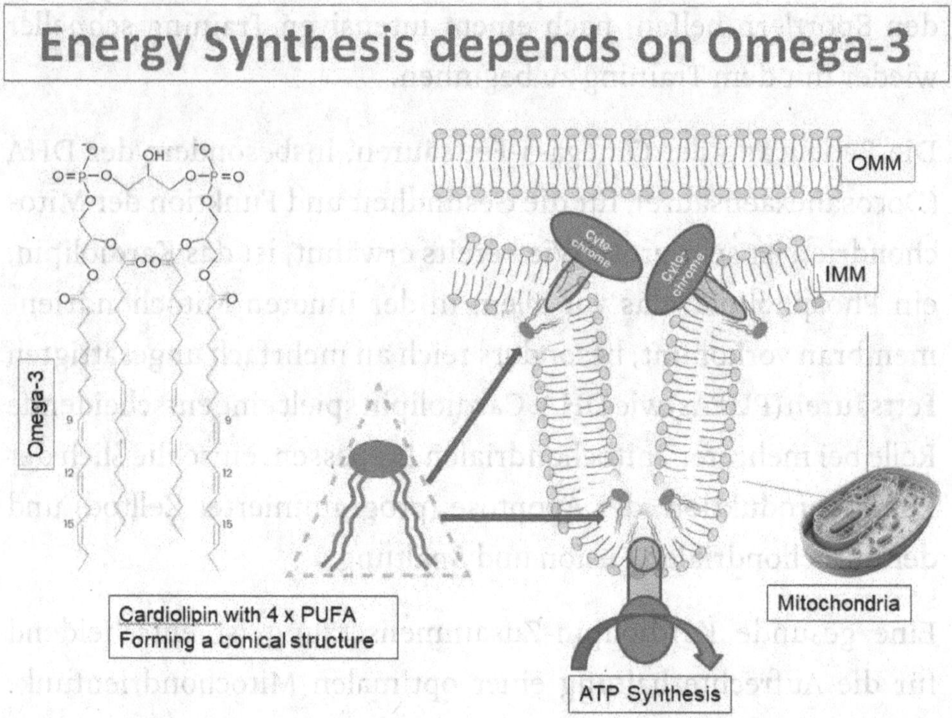

Abb. 23: Cardiolipin, ein wesentlicher Bestandteil der Energiesynthese in den Mitochondrien, enthält große Mengen an DHA.

Es gibt Hinweise [68], dass eine DHA-Supplementierung die Kardiolipinsynthese fördern und die Gesundheit der Mitochondrien unterstützen kann. Insbesondere kann DHA dazu beitragen, den Kardiolipinspiegel bei oxidativem Stress zu erhalten, was die Mitochondrien schützen und ihre Funktion unterstützen kann. Darüber hinaus kann DHA als hochgradig ungesättigte Fettsäure die physikalischen Eigenschaften der Mitochondrienmembranen beeinflussen, was sich wiederum auf die Funktion membrangebundener Proteine wie Cytochrom c auswirken kann. Die Forschung deutet stark darauf hin, dass die Oxidation von DHA das Cytochrom c inaktiv macht und die Funktion der Mitochondrien beeinträchtigt. [118, 119]

Auf zellulärer Ebene können die Vorteile der DHA für die mitochondriale Gesundheit zu zahlreichen physiologischen Vorteilen führen, einschließlich einer verbesserten Herzgesundheit. Da das Herz ein energiereiches Organ ist, das für die ATP-Produktion in hohem Maße auf die Mitochondrien angewiesen ist, kann die Unterstützung der mitochondrialen Gesundheit durch Nährstoffe wie DHA dazu beitragen, die kardiovaskuläre Funktion zu fördern und das Risiko von Herzerkrankungen zu verringern.

Cardiolipin ist ein Strukturbestandteil der Atmungskette und für eine effiziente Atmung erforderlich. Ein Defekt in der CL-Biogenese (wie bei einem Mangel an DHA) führt zu einem strukturellen Umbau der Atmungs-Superkomplexe und zu einer Verringerung der Atmungsenergieleistung.

Zusammenfassend lässt sich sagen: Wenn kein EPA oder DHA für das Kardiolipin zur Verfügung steht, wird der ATP-Energiestoffwechsel in den Mitochondrien stark beeinträchtigt, so dass dem Herzmuskel keine Energie zur Verfügung steht!

Wir müssen die Bedeutung von Cardiolipin hervorheben, einem einzigartigen Phospholipid, das hauptsächlich in der inneren Mitochondrienmembran zu finden ist und die Funktion der Mitochondrien unterstützt. Cardiolipin spielt eine entscheidende Rolle bei der Aufrechterhaltung der Struktur und Funktion der mitochondrialen Atmungskette, d. h. des Prozesses, durch den die Zellen Energie in Form von ATP erzeugen.

Die Fettsäurezusammensetzung des Cardiolipins, insbesondere sein Gehalt an Omega-3-Fettsäuren wie DHA (Docosahexaensäure), kann die Funktion der Atmungskette erheblich beeinflussen. DHA ist eine hochgradig ungesättigte Fettsäure, die zur

Fluidität der Mitochondrienmembranen beiträgt, was wiederum die Funktion der membrangebundenen Proteine beeinflussen kann, die an der Atmungskette beteiligt sind, wie z. B. die Komplexe der Elektronentransportkette (ETC).

Ein Mangel an DHA kann zu Veränderungen in der Fettsäurezusammensetzung von Cardiolipin führen, was möglicherweise zu Veränderungen in der Struktur und Funktion des ETC führt und die zelluläre Energieproduktion beeinträchtigt. Dies könnte erhebliche Auswirkungen auf Organe mit hohem Energiebedarf, wie das Herz, haben. Tatsächlich tragen mitochondriale Funktionsstörungen und eine beeinträchtigte Energieproduktion wesentlich zu verschiedenen Herzerkrankungen bei, darunter Herzinsuffizienz und ischämische Herzkrankheiten.

Daher ist eine ausreichende Zufuhr von Omega-3-Fettsäuren wie DHA, entweder über die Ernährung oder über Nahrungsergänzungsmittel, für die Aufrechterhaltung einer optimalen Mitochondrienfunktion und die Unterstützung der kardiovaskulären Gesundheit von entscheidender Bedeutung.

Zusammenfassend lässt sich sagen, dass Omega-3-Fettsäuren unglaublich wichtig für die allgemeine Gesundheit und besonders wichtig für die sportliche Leistung und Erholung sind. Im Folgenden finden Sie eine kurze Zusammenfassung der Vorteile:

- Sportliche Leistung: Omega-3 kann dazu beitragen, die sportliche Leistung zu steigern, indem es die Muskelfunktion und -kraft verbessert, die Lungenkapazität und die körperliche Ausdauer steigert und den Fettstoffwechsel erhöht.
- Gesundheit des Herzens: Sie tragen zur Verringerung des Risikos von Herzerkrankungen bei, indem sie die Triglycer-

ide und den Blutdruck senken, die Blutgerinnung reduzieren, das Risiko von Schlaganfällen und Herzversagen verringern und unregelmäßige Herzschläge reduzieren.

- Geistige Stärke: Omega-3-Fettsäuren sind wichtig für die Gesundheit des Gehirns. Sie tragen dazu bei, die Stimmung zu verbessern, die Konzentration und Aufmerksamkeit zu steigern, das Gedächtnis zu unterstützen und möglicherweise den kognitiven Abbau im Alter zu verzögern.
- Erholung der Muskeln: Sie tragen zur Erholung der Muskeln nach dem Training bei, indem sie Entzündungen und Muskelkater verringern, die Muskelsynthese fördern und die Regeneration beschleunigen.

Die Aufnahme von Omega-3-reichen Lebensmitteln wie fettem Fisch oder die Einnahme von Nahrungsergänzungsmitteln (falls erforderlich) sollte in der Ernährung eines jeden Menschen berücksichtigt werden, insbesondere bei regelmäßiger körperlicher Aktivität oder Hochleistungssport.

Kapitel 5

Das Macht Laune – Das Yin und Yang des Fettes

5.1 Omega-3: Nahrung für das Gehirn und die Seele

Sportliche Leistung und mentale Stärke gehören zusammen. Um diesen Zusammenhang zu verstehen, befassen wir uns nun in einem kurzen Ausflug in die Traditionelle Chinesische Medizin mit der Bedeutung von Omega-3 für die Gesundheit des Gehirns. Wie wirkt es sich auf die Stimmung und den emotionalen Zustand aus? Wie verhilft Omega-3 zu einer besseren Lebensperspektive und gibt Ihnen die Möglichkeit, schnellere und effizientere Entscheidungen zu treffen?

Omega-3-Fettsäuren, insbesondere DHA und EPA, haben eine Vielzahl von Vorteilen für die Gesundheit des Gehirns, die sich wiederum auf die Stimmung, den emotionalen Zustand und die Entscheidungsfähigkeit auswirken.

- Neuroprotektion: DHA, das einen großen Teil der grauen Substanz des Gehirns ausmacht, hat eine schützende Wirkung auf die Neuronen. Dies kann sich auf die kognitiven Fähigkeiten, einschließlich der Entscheidungsfähigkeit, auswirken.

- Stimmungsregulierung: Es wurde festgestellt, dass Omega-3-Fettsäuren zur Stimmungsregulierung beitragen. Sie sind an der Synthese von Neurotransmittern (wie Serotonin und Dopamin) beteiligt, die für die Aufrechterhaltung einer positiven Stimmung entscheidend sind. Niedrige Werte dieser Neurotransmitter werden mit Erkrankungen wie Depressionen und Angstzuständen in Verbindung gebracht.

- Entzündungshemmend: Omega-3-Fettsäuren haben starke entzündungshemmende Eigenschaften. Da man inzwischen davon ausgeht, dass Entzündungen bei einer Reihe von psychischen Erkrankungen eine Rolle spielen, kann die Verringerung von Entzündungen das psychische Wohlbefinden verbessern.

- Stressreaktion: Einige Studien deuten darauf hin, dass Omega-3 dazu beitragen können, die Stressreaktion des Körpers zu regulieren, die mit der psychischen Gesundheit und der Entscheidungsfähigkeit in Zusammenhang steht.

- Plastizität des Gehirns: Omega-3-Fettsäuren können die Funktion und die Struktur von Membranen beeinflussen und so die Neuroplastizität fördern, die für Lernen und Gedächtnis unerlässlich ist.

Das Yin und Yang der Fettmoleküle - Ein östlicher Blick darauf, dass ein gesunder Geist einen gesunden Körper erfordert.

Die Philosophie des Tai Ji 太極 (oder Tai Chi) kann uns helfen, diesen Zusammenhang zu verstehen. Das 太極 ist das alte chinesische Wissen über das "höchste Höchste". Es basiert auf dem Konzept von Yin und Yang, der dualistischen Natur der Realität, in der zwei Gegensätze in Harmonie koexistieren und sich kontinuierlich ineinander verwandeln. Diese Philosophie betont auch die Interdependenz von Geist und Körper, da Yin 陰 als die physische

Form des Körpers und Yang 楊 als der formlose spirituelle Geist angesehen werden kann.

Im Zusammenhang mit der Gesundheit bedeutet diese Philosophie, dass geistiges und körperliches Wohlbefinden miteinander verbunden sind. Genauso wie körperliche Krankheiten zu geistigem Leid führen können, können sich geistige Krankheiten als körperliche Symptome manifestieren. Für das allgemeine Wohlbefinden ist es daher wichtig, sich sowohl um die körperliche Gesundheit (durch eine ausgewogene Ernährung, regelmäßige Bewegung, ausreichend Schlaf usw.) als auch um die geistige Gesundheit (durch Stressbewältigungstechniken, Pflege sozialer Kontakte, Inanspruchnahme professioneller Hilfe, wenn nötig usw.) zu kümmern.

Darüber hinaus können Praktiken wie Qi Gong, Tai Ji Quan, Yoga, Meditation und andere auf Achtsamkeit basierende Übungen dazu beitragen, das Wohlbefinden von Körper und Geist zu integrieren, indem sie die Entspannung fördern, die Konzentration verbessern, die Körperwahrnehmung steigern und einen positiven Geisteszustand fördern. Bei diesen Übungen werden geistige Konzentration, Ruhe und körperliche Bewegungen kombiniert, um einen Zustand der Achtsamkeit zu erreichen, der sich positiv auf die körperliche und geistige Gesundheit auswirken kann.

Die traditionelle chinesische Medizin (TCM) hat in der Tat eine andere Sichtweise auf den Körper und seine Funktionen als die westliche Medizin. Das Konzept des Körpers in der TCM ist ganzheitlich und konzentriert sich mehr auf die Verflechtung verschiedener Organe und Systeme. In der TCM wird das Gehirn nicht wie in der westlichen Medizin als Kontrollzentrum betrachtet. Stattdessen wird den wichtigsten Yin-Organen - Herz, Leber,

Lunge, Niere und Milz - als Zentren der Lebensenergie, dem “Qi 氣”, große Bedeutung beigemessen.

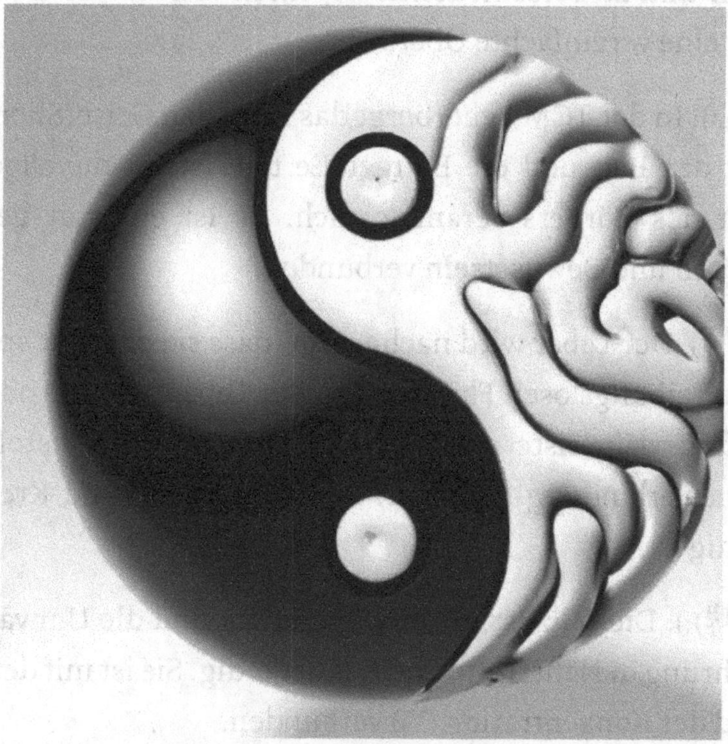

Abb. 24: Nach dem Yi Jing (易經 Buch der Wandlungen) und der Traditionellen Chinesischen Medizin können Körper und Geist – Yin und Yang – nicht ohne einander existieren und sie unterstützen und stärken sich gegenseitig ständig.

“Spirits oder Seelen” werden unterteilt[69]:

- Shen (Geist)): 神
- Hun (Ätherische Seele): 魂
- Po (Körperliche Seele): 魄
- Zhi (Willenskraft): 志
- Yi (Absicht” oder “Zweck”): 意

In der Traditionellen Chinesischen Medizin (TCM) hat jedes Organ eine einzigartige Rolle und steht in Beziehung zu anderen Organen und zu verschiedenen Aspekten von Körper und Geist. Hier ist eine vereinfachte Übersicht:

Herz (心): In der TCM beherbergt das Herz den Geist (Shen), kontrolliert das Blut und die Blutgefäße und ist für die allgemeine Vitalität des Körpers verantwortlich. Es ist eng mit geistigen Aktivitäten und Bewusstsein verbunden.

Leber (肝): Der Leber wird nachgesagt, dass sie das Blut speichert und den reibungslosen Fluss des Qi, der Lebensenergie oder Lebenskraft, gewährleistet. Sie wird mit dem Hun, der feinstofflichen Seele, in Verbindung gebracht, die für Planung und Kreativität zuständig ist.

Milz ((啤):): Die Milz ist für die Verdauung und die Umwandlung von Nahrung in Nährstoffe und Qi zuständig. Sie ist mit dem Denken und der Konzentration (Yi) verbunden.

Lunge (肺): Die Lunge kontrolliert das Qi und die Atmung und ist für die Bildung einer Barriere gegen äußere schädliche Faktoren verantwortlich. Sie sind mit Po, der Körperseele, verbunden, die mit körperlichen und sensorischen Aktivitäten verbunden ist.

Nieren (意): Die Nieren speichern "Jing" oder Essenz, regeln Geburt, Wachstum, Fortpflanzung und Entwicklung. Sie werden mit der Willenskraft (Zhi) in Verbindung gebracht.

Jedes dieser Organe hat auch Beziehungen zu den anderen. Zum Beispiel haben Leber und Milz eine Mutter-Sohn-Beziehung, wobei die Leber (Mutter) auf die Milz (Sohn) überwirken kann, wenn sie zu stark wird, und die Milz kann die Leber beleidigen, wenn sie zu schwach wird. Solche Beziehungen sind Teil der Fünf-Elemente-Theorie, ein wichtiger Aspekt der TCM.

Natürlich ist dies ein sehr vereinfachter Überblick, und die Beziehungen sind in der Praxis viel komplexer, da auch andere Organe und Elemente beteiligt sind. Das Verständnis dieser Zusammenhänge ist ein wesentlicher Bestandteil der Diagnose und Behandlung in der TCM.

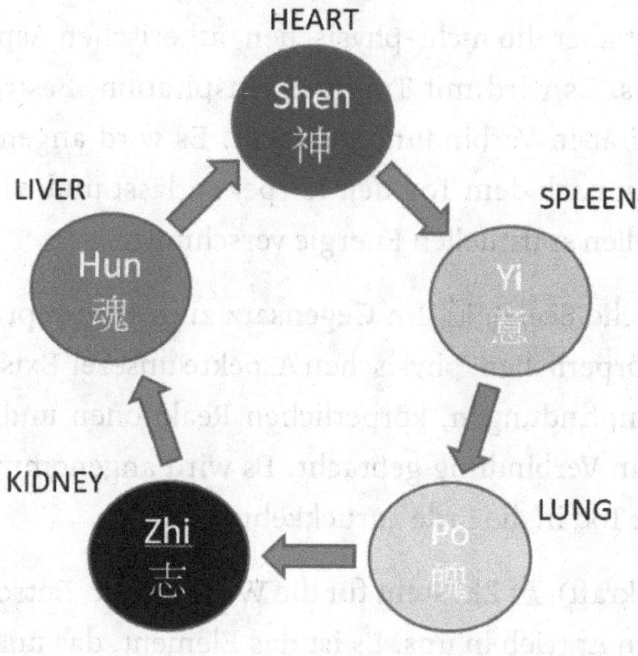

Abb. 25: Die Fünf Seelen und ihre Beziehung zu den 5 Körperlichen Elementen.

In der Traditionellen Chinesischen Medizin (TCM) und der Philosophie werden das menschliche Bewusstsein und die geistige Aktivität als ein komplexes Zusammenspiel von fünf Elementen verstanden, die oft hierarchisch dargestellt werden:

Shen (Geist): 神 Shen ist das höchste Element in dieser Hierarchie und repräsentiert den menschlichen Geist in seiner Gesamtheit. Es gilt als die Kraft hinter den Aktivitäten und dem Bewusstsein, die Essenz, die das Bewusstsein, die Emotionen, die Gedanken, die geistige Gesundheit und den Sinn des Lebens bestimmt. Es wird als das "Yang" der Geister angesehen. Das Herz, das in der TCM als "Kaiser" fungiert, regiert den Geist und das Shen und dient als Quelle der Weisheit und Einsicht.

Hun (Ätherische Seele): hun 魂 Hun ist eng mit Shen verwandt, repräsentiert aber die nicht-physischen, ätherischen Aspekte des Bewusstseins. Es wird mit Träumen, Inspiration, Bestrebungen und Kreativität in Verbindung gebracht. Es wird angenommen, dass das Hun nach dem Tod den Körper verlässt und wieder mit der universellen spirituellen Energie verschmilzt.

Po (Körperliche Seele): 魄 Im Gegensatz zum Hun repräsentiert das Po die körperlichen, physischen Aspekte unserer Existenz. Sie wird mit Empfindungen, körperlichen Reaktionen und Körperfunktionen in Verbindung gebracht. Es wird angenommen, dass es nach dem Tod in die Erde zurückkehrt.

Zhi (Willenskraft): 志 Zhi steht für die Willenskraft, Entschlossenheit oder den Antrieb in uns. Es ist das Element, das unsere Ausdauer und Fähigkeit, unsere Ziele zu erreichen, antreibt. Es ist in der TCM eng mit dem Wasserelement und den Nieren verbunden.

Yi (Intention oder Absicht): 意 Yi schließlich steht für unsere Fähigkeit zu zielgerichtetem Denken, Konzentration und Absicht. Yi beherbergt den Intellekt und ist verantwortlich für logisches Denken, Analyse und Gedächtnis. In der TCM wird es mit dem Element Erde und der Milz in Verbindung gebracht. Yi ermöglicht es uns, uns zu konzentrieren, zu lernen, uns zu erinnern und zu planen.

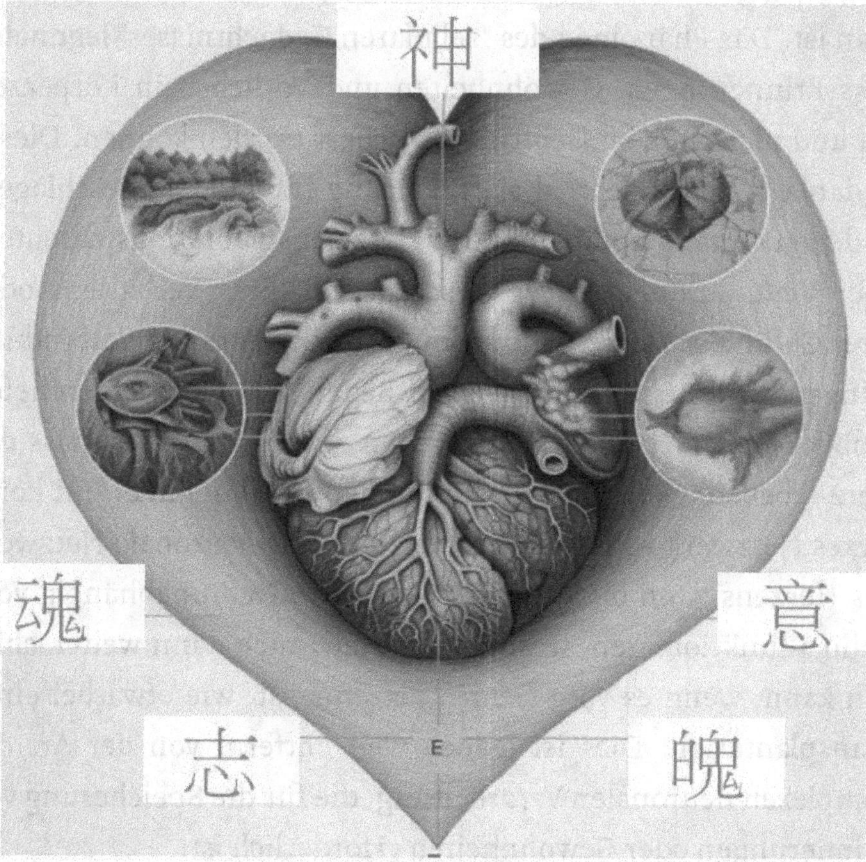

Abb. 26: Das Herz-Shen 神 gilt als Gott am nächsten stehend, alle anderen Seelen sind untergeordnet und der Erde näher.

Zusammenfassend lässt sich sagen, dass jedes Yin-Organ Herz, Lunge, Niere, Leber und Milz in der TCM mit einer bestimmten Art von Geist und Bewusstsein verbunden ist. Dies unterstreicht die ganzheitliche Sichtweise der TCM, die den Körper als ein zusammenhängendes System betrachtet, in dem körperliches, emotionales und geistiges Wohlbefinden eng miteinander verwoben sind. Dies ist jedoch ein völlig anderes Verständnis als das westliche medizinische Modell, das den Schwerpunkt auf das Gehirn als Zentrum des Bewusstseins und der Kontrolle legt. Wir wissen jedoch, dass an dem bekannten Phänomen des Transplantationsorgangedächtnisses und der Darm-Gehirn-Achse etwas Wahres dran ist. Das Phänomen des "zellulären Gedächtnisses" legt nahe, dass Erinnerungen, Gewohnheiten und Vorlieben in Körperzellen und nicht nur im Gehirn gespeichert werden können. Dieser Gedanke wird manchmal als Erklärung für Fälle vorgeschlagen, in denen Organempfänger (z. B. Herztransplantationspatienten) über Veränderungen ihres Geschmacks, ihres Verhaltens oder ihrer Gefühle berichten, die sie mit ihrem Spender in Verbindung bringen. Bruce Liptons "Biology of Belief" [70] bietet einen tiefen Einblick in dieses Thema. Abgesehen davon stimmt es, dass das Herz (ebenso wie der Darm und andere Organe) über ein komplexes Netzwerk von Neuronen verfügt. Das neuronale Netzwerk des Herzens kann bis zu einem gewissen Grad unabhängig vom Gehirn funktionieren, weshalb das Herz auch dann weiterschlagen kann, wenn es vom Gehirn getrennt ist, wie etwa bei einer Transplantation. Dies ist jedoch weit entfernt von der Art der komplexen neuronalen Verarbeitung, die für die Speicherung von Erinnerungen oder Gewohnheiten erforderlich ist.

Die Darm-Hirn-Achse [71] ist ein Begriff für das Kommunikationsnetz, das Darm und Gehirn miteinander verbindet. Diese beiden Organe sind sowohl physisch als auch biochemisch auf verschiedene Weise miteinander verbunden.

Physisch sind Darm und Gehirn über den Vagusnerv verbunden, den längsten Hirnnerv des Körpers. Der Vagusnerv fungiert als "Superhighway" für die Kommunikation zwischen Darm und Gehirn. [72]

Biochemisch erfolgt die Kommunikation über das endokrine (hormonelle) System, das Immunsystem und das Nervensystem. Zum Beispiel interagiert die Darmmikrobiota (die Milliarden von Bakterien, die in unserem Darm leben) über diese Systeme mit dem Körper und dem Gehirn.

Diese Kommunikation ist bidirektional. Nicht nur das Gehirn sendet Signale an den Darm, sondern der Darm sendet auch Signale an das Gehirn. Zum Beispiel helfen die Bakterien im Darm bei der Zersetzung der Nahrung und produzieren dabei verschiedene Chemikalien. Diese Stoffe können das Gehirn beeinflussen.

Andererseits kann das Gehirn auch das Darmmilieu beeinflussen. Stress oder Depressionen können die Bewegungen und Kontraktionen des Magen-Darm-Trakts beeinträchtigen, Entzündungen verschlimmern oder Sie anfälliger für Infektionen machen.

Welche Rolle spielen Fette bei dieser Verbindung zwischen Geist und Körper?

In der Traditionellen Chinesischen Medizin werden Lebensmittel oft in die Kategorien Yin (kühlend), Yang (wärmend) oder neutral eingeteilt, basierend auf ihrer Wirkung auf den Körper und nicht auf ihrer tatsächlichen Temperatur. Von Yin-Lebensmitteln wird angenommen, dass sie den Körper abkühlen, während Yang-Lebensmittel den Körper erwärmen.

Fette als energiereiche Nahrungsmittel werden im Allgemeinen als Yang betrachtet. Man geht davon aus, dass sie Wärme spenden und die Funktion der Organe und des Gewebes des Körpers fördern. Dazu gehören nicht nur gesättigte Fette, wie sie in Fleisch und Milchprodukten vorkommen, sondern auch essenzielle Fettsäuren wie Omega-3. Andererseits werden Lebensmittel mit einem hohen Wassergehalt eher als Yin betrachtet, da sie den Körper hydratisieren und abkühlen. Dazu gehören Lebensmittel wie Obst und Gemüse, aber auch bestimmte Milchprodukte wie Rohmilch.

Es ist jedoch wichtig zu wissen, dass diese Klassifizierung viel differenzierter ist als eine einfache Einteilung in Yin und Yang. Jedes Lebensmittel hat seine eigene einzigartige Kombination von Eigenschaften und kann je nach Konstitution, aktuellem Gesundheitszustand und Zubereitungsart unterschiedliche Wirkungen haben.

Ein Gleichgewicht von Yin und Yang für optimale Gesundheit

Es gibt eine wesentliche Beziehung zwischen Lipidmembranen und der Funktionalität jedes Organs. Wir haben bereits festgestellt, dass das Leben im Wesentlichen in der Lipidmembran vorhanden ist und was diese Wechselwirkung zwischen Yin und Yang für den Körper bedeutet. Man könnte den Yin-Aspekt von Omega-3-Lipidfetten als die physische Membran bezeichnen und den Yang-Aspekt seiner "Funktionalität", z. B. die entzündlichen Eicosanoide.

Die Verbindung zwischen Lipidmembranen, insbesondere denen, die reich an Omega-3-Fettsäuren sind, und der Funktionalität jedes Organs im Körper ist grundlegend. Jede Zelle in unserem Körper hat eine Membran, die hauptsächlich aus Lipiden besteht, und die Zusammensetzung dieser Lipide hat einen großen Einfluss auf die Funktion der Zelle.

Omega-3-Fettsäuren, einschließlich DHA und EPA, sind integrale Bestandteile dieser Zellmembranen. Sie halten die Zellmembranen flüssig, was für die Funktionsfähigkeit der Zellen unerlässlich ist. So benötigen beispielsweise die Neuronen im Gehirn diese Flüssigkeit, um Signale effizient zu übertragen. Aus diesem Grund speichert der Körper wenig gesättigte Fette (maximal 25 % im Vergleich zu einfach und mehrfach ungesättigten Fetten). [73]

Im Sinne der Yin- und Yang-Philosophie könnten Omega-3-Fettsäuren in der Tat als Träger beider Aspekte betrachtet werden. Die physische Präsenz dieser Fettsäuren in der Zellmembran (ihre strukturelle Rolle) könnte als Yin-Aspekt betrachtet werden: Sie sorgen für Struktur und Stabilität. Der "Yang"-Aspekt könnte in ihrer dynamischen Rolle bei der Zellsignalisierung und bei Entzündungen gesehen werden, wozu ihre Umwandlung in verschiedene Eicosanoide gehört, Substanzen, die hormonähnliche Wirkungen haben und bei verschiedenen Körperfunktionen, einschließlich der Immunantwort, eine Rolle spielen.

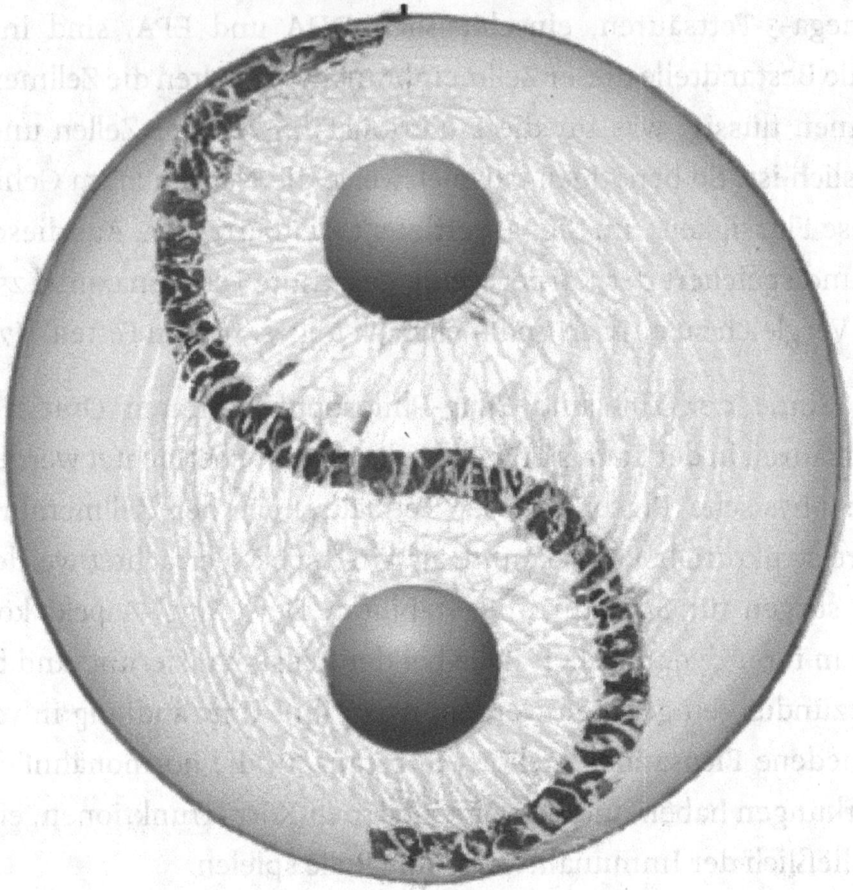

Abb. 27: Fett kann sowohl Yin 陰 als auch Yang 楊 sein.

Dieses globale Gleichgewicht und Zusammenspiel zwischen Struktur (Yin) und Funktion (Yang) ist ein Schlüsselaspekt für den Beitrag der Omega-3-Fettsäuren zur Gesundheit. Die Entzündungsreaktion (Yang) ist notwendig, um den Körper zu schützen und die Heilung zu fördern, aber sie muss gut reguliert und durch die strukturelle Stabilität (Yin) ausgeglichen sein, um die Gesundheit zu erhalten und Krankheiten zu verhindern. Yin und Yang sind gegensätzliche Energien, die sich gegenseitig anziehen und zusammen eine vollständige und ausgewogene Energie bilden. Wenn die Lebensenergie in einem angemessenen Gleichgewicht zwischen Yin und Yang steht, kann sie reibungslos fließen und einen guten Zustand körperlicher und emotionaler Gesundheit aufrechterhalten und fördern.

5.2 Trübsinn? Omega-3 – Retter in der Not

Zur Erinnerung: Das Gehirn besteht bis zu 60 % aus Fettlipiden. Es gibt immer mehr Hinweise darauf, dass Omega-3-Fettsäuren eine wichtige Rolle für die Gesundheit des Gehirns und die Regulierung der Stimmung spielen. Die beiden Haupttypen von Omega-3-Fettsäuren, Eicosapentaensäure (EPA) und Docosahexaensäure (DHA), kommen in großen Mengen im Gehirn vor und sind für eine normale Gehirnfunktion entscheidend. Aus diesem Grund enthält das Gehirn mehr als 12 % seiner relativen Masse an Omega-3-Fettsäuren. [74]

Ihr Gehirn schrumpft ohne Omega-3

In einer 2014 veröffentlichten Studie von Dr. William S. Harris und Dr. James V. Pottala wurde in der Tat ein Zusammenhang zwischen einem höheren Gehalt an Omega-3-Fettsäuren im Blut (insbesondere dem "Omega-3-Index", der die Menge an Eicosapentaensäure (EPA) und Docosahexaensäure (DHA) in den Membranen der roten Blutkörperchen misst) und einem größeren Gehirnvolumen bei älteren Erwachsenen festgestellt. [75]

Die Forscher analysierten die Daten von 1.111 Frauen, die an der Women's Health Initiative Memory Study teilgenommen hatten. Sie fanden heraus, dass die Frauen mit einem höheren Omega-3-Index ein größeres Gesamthirnvolumen und ein größeres Hippocampusvolumen aufwiesen. Der Hippocampus ist ein Bereich des Gehirns, der am Gedächtnis beteiligt ist und bei Krankheiten wie Alzheimer häufig betroffen ist.

Im Einzelnen wurde festgestellt, dass ein Anstieg des Omega-3-Index um einen Punkt mit einem um 0,63 % größeren Gesamthirnvolumen und einem um 2,7 % größeren Hippocampusvolumen verbunden war. Dies wurde über einen Zeitraum von 8-10 Jahren gemessen.

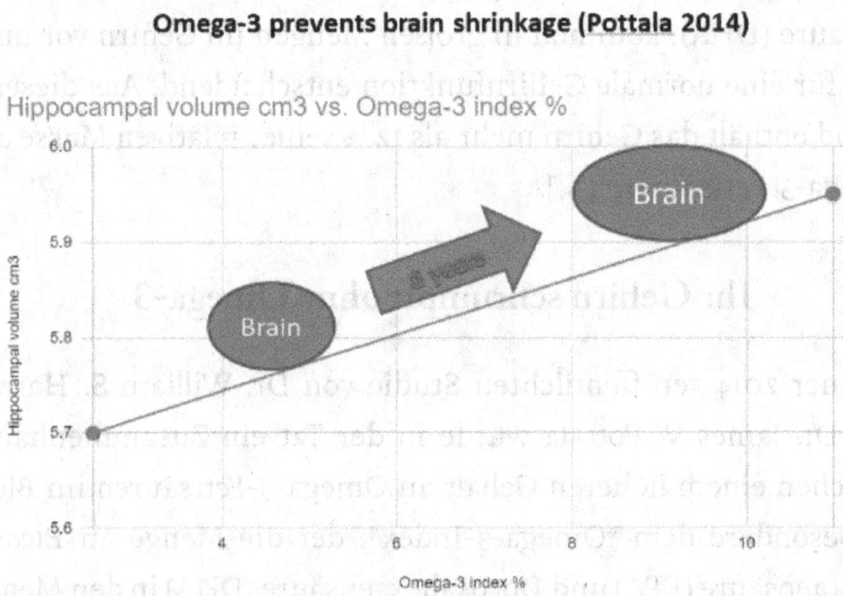

Abb. 28: Ihr Gehirn wächst mit einer höheren Omega-3-Aufnahme. Diese Abbildung ist aus [75] übernommen.

Vereinfacht ausgedrückt zeigte die Studie, dass ein um 3,2 % höherer Omega-3-Index mit einem um etwa 100 mm^3 größeren Hippocampusvolumen einhergeht. Der durchschnittliche natürliche EPA-Gehalt im Blut wird mit 3,6 % empfohlen, der DHA-Gehalt mit 4,7 %, und beide zusammen sollten über 8 %, vorzugsweise 10 % liegen. Der tägliche Bedarf an marinem Omega-3-EPA und DHA hängt vom Körpertyp und vom Bedarf ab. So hat z.B. ein Sportler einen viel höheren Bedarf an DHA. Über 90 % der Bevölkerung weisen einen Index von deutlich unter 4 % auf. Erwachsene mit einem Gewicht von 80 kg müssen täglich etwa 3 Gramm Omega-3 (EPA + DHA) zu sich nehmen, um ihren Omega-3 (EPA + DHA)-Wert auf über 8% zu bringen.

"In einer kürzlich durchgeführten Dosis-Wirkungs-Studie wurde festgestellt, dass eine 12-monatige Einnahme von 0,93 und 1,86 g EPA 1 DHA pro Tag die Erythrozytenwerte um 3,6 % bzw. 4,5 % erhöht.31 Daher sind die Veränderungen des Omega-3-Indexes, die durch eine Ernährungsumstellung und/oder eine Nahrungsergänzung erreicht werden können, mit denen vergleichbar, die mit 1 bis 2 Jahren normaler, altersbedingter Hirnatrophie einhergehen. [76]

Es ist seit langem bekannt, dass Demenz und Hirnschwund Hand in Hand gehen. In einer früheren Studie (2005) mit 370 Männern und Frauen, die über Jahrzehnte hinweg beobachtet wurden. Im Alter von 30 Jahren wurden Unterschiede im Volumen des gesamten Gehirns festgestellt, und nicht demente Personen hatten eine durchschnittliche Abnahme von -0,45 % pro Jahr, aber bei Personen mit sehr leichter DAT war die Atrophierate mehr als doppelt so hoch (-0,98 % pro Jahr) [77].

Eine weitere Studie von Chen (2020) zeigt: "Für jeden Interquartilsanstieg (2,02 %) im Omega-3-Index war das durchschnittliche Volumen in der weißen Substanz um 5,03 cm3 ($p < 0,01$) und im Hippocampus um 0,08 cm3 ($p = 0,03$) größer." Die Studie zeigt, wie Omega-3 das Gehirn vor möglichen negativen Auswirkungen der Luftverschmutzung auf das Volumen der weißen Substanz schützt [78].

Wie funktioniert der Schutzmechanismus im Gehirn?

EPA ist an dem biochemischen Weg beteiligt, der Eicosanoide produziert, Verbindungen, die bei den Immun- und Entzündungsreaktionen des Körpers eine Rolle spielen. Ein Ungleichgewicht im Eicosanoidspiegel des Körpers kann zu Entzündungen führen und spielt vermutlich eine Rolle bei psychischen Störungen wie Depressionen. Daher kann ein angemessener EPA-Spiegel aus Omega-3-Quellen dazu beitragen, ein Gleichgewicht der Eicosanoide zu gewährleisten, was wiederum die Stimmungsregulierung und das allgemeine psychische Wohlbefinden fördert.

DHA hingegen ist ein wichtiger Strukturbestandteil des Gehirns und der Netzhaut der Augen. Es spielt eine wichtige Rolle für die Entwicklung und Funktion dieser Organe, insbesondere in der frühen Kindheit und während der Schwangerschaft. Die Forschung zeigt einmal mehr, dass die Lipidmembranen und ihre Kanäle, Pumpen und Rezeptoren ohne DHA nicht richtig funktionieren können. Die Lipidmembranen sind die Lebensader des Gehirns.

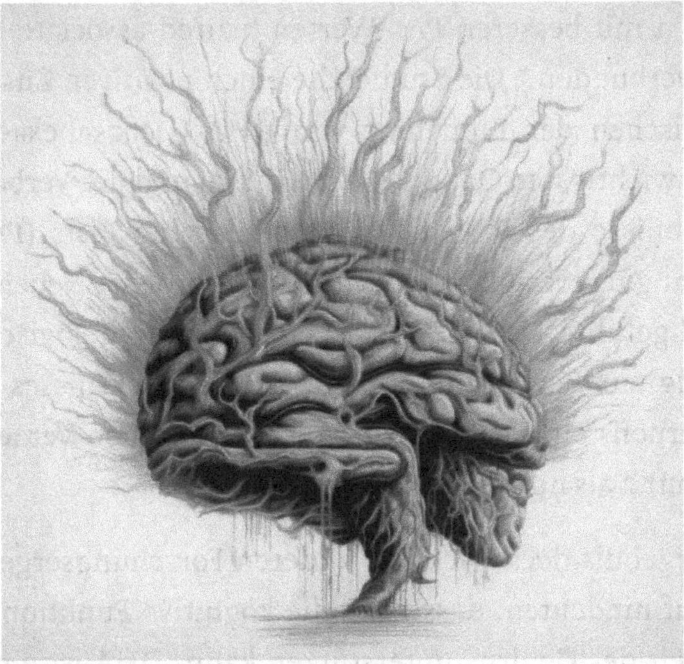

Abb. 29: Ihr Gehirn steht buchstäblich in Flammen, weil die übermäßige Entzündung durch Omega-6 und der Mangel an Omega-3 die neuronale Funktion hemmt.

Vor allem EPA und DHA sind essenziell, so dass sich Ihr Gehirn in einem ständigen Entzündungsmodus befindet. Selbst wenn Ihre Ernährung eine nicht-vergorene Zufuhr von Alpha-Linolensäure (ALA) enthält, werden EPA und DHA nicht in ausreichenden Mengen vom menschlichen Körper produziert, so dass sie über die Nahrung oder über Nahrungsergänzungsmittel zugeführt werden müssen. Wie bereits erwähnt, sind Quellen für EPA- und DHA-reiche Omega-3-Fettsäuren fetter Fisch wie Lachs, Hering und Makrele oder Fischrogen. Pflanzliche Quellen wie Leinsamen, Walnüsse und bestimmte Algenarten können nur Alpha-Linolensäure (ALA) an EPA oder DHA liefern.

Eine neuere Meta-Analyse von Dighriri 2022: "Omega-3 für die Hirnleistung Bei Teilnehmern, die DHA-Ergänzungen einnahmen, vervierfachten sich die DHA-Konzentrationen im Serum und waren mit besseren PAL-Werten (paired associate learning; P<0,02) verbunden." Die Studie, die einen positiven Zusammenhang zwischen der Einnahme von DHA (Docosahexaensäure), einer der wichtigsten Omega-3-Fettsäuren, und der Verbesserung der Ergebnisse des Paired-Associate-Learning-Tests (PAL) feststellte, war gut verträglich und wurde ohne größere Nebenwirkungen durchgeführt. Der PAL-Test ist ein neuropsychologischer Test, der häufig zur Bewertung des visuellen Gedächtnisses und des neuen Lernens eingesetzt wird. Von 63 möglichen Verzerrungen wurden nur 2 als hoch riskant eingestuft.

Dieses Ergebnis deckt sich mit anderen Forschungsergebnissen, die darauf hindeuten, dass DHA die kognitive Funktion und die Gesundheit des Gehirns unterstützen kann. DHA ist ein wichtiger Bestandteil der grauen Substanz des Gehirns und auch der Netzhaut der Augen. Sie ist entscheidend für die Entwicklung des Nervensystems und der visuellen Fähigkeiten bei Kleinkindern. Bei Erwachsenen scheint DHA wichtig für die Aufrechterhaltung einer normalen Gehirnfunktion zu sein.

Diese Studie von Satizabal [82] zeigt, wie bei 2 183 demenz- und schlaganfallfreien Teilnehmern (Durchschnittsalter 46 Jahre, 53 % Frauen) ein höherer Omega-3-Index mit größeren Hippocampus-Volumina und besserem abstraktem Denken verbunden war. Interessanterweise wurden ähnliche Ergebnisse für einzelne DHA- oder EPA-Konzentrationen erzielt. Darüber hinaus zeigte der APOE-e4-Status, der ein Indikator für die Alzheimer-Krankheit ist, einen Zusammenhang zwischen höheren DHA-Konzentrationen und größeren Hippocampus-Volumina bei APOE-e4-Nicht-Trägern, während höhere EPA-Konzentrationen mit einem besseren abstrakten Denken bei positiven APOE-e4-Trägern verbunden waren. Schließlich waren höhere Werte aller Omega-3-Prädiktoren mit einer geringeren Hyperintensität der weißen Substanz (ein Indikator für Schlaganfall) verbunden, allerdings nur bei APOE-e4-Trägern.

Seit 2004 hat die wissenschaftliche Gemeinschaft den Omega-6/3-Index übernommen, um klinische Studien richtig zu analysieren! Der Zusammenhang zwischen diesem einfachen Bluttestmarker und dem Risiko für Herzkrankheiten und Demenz ist sehr stark. [19]

Zusammenfassend lässt sich sagen, dass eine ausreichende Zufuhr von Omega-3-Fettsäuren die allgemeine Gesundheit des Gehirns und die Stimmungsregulierung unterstützen kann, was wahrscheinlich auf ihre Rolle bei der Entzündungsregulierung und ihre strukturelle Bedeutung im Gehirn zurückzuführen ist. Dieser Entzündungsindex kann vor und nach einer Nahrungsergänzung und Ernährungsumstellung gemessen werden. Studien zeigen: Der Omega-6/3-Index muss unbedingt unter ein Verhältnis von 4:1 fallen! Je nach Ausgangsindex kann dieser Prozess natürlich bis zu 2 Jahre dauern. Mit anderen Worten: Von einem Ausgangsverhältnis von 50:1 dauert es länger als von 10:1, bis das gewünschte Ergebnis erreicht ist. Verhältnisse von 1,5:1 sind nach 3 oder mehr Jahren möglich.

5.3 Wie Omega-3 bei anderen psychischen Störungen und Demenz hilft

Wie in Kapitel 3.2 kurz erörtert, ist die Gesundheit des Gehirns eng mit Omega-3 verbunden. Ein sehr großer Prozentsatz der Gehirnmasse sollte aus Omega-3-Fettsäuren bestehen. Es gibt

Hinweise darauf, dass ein Mangel an Omega-3-Fettsäuren in jungen Jahren mit einem erhöhten Risiko für die Entwicklung psychischer Störungen verbunden sein kann. Omega-3-Fettsäuren, insbesondere Docosahexaensäure (DHA) und Eicosapentaensäure (EPA), sind entscheidend für die Entwicklung und Funktion des Gehirns während des gesamten Lebens.

Insbesondere Docosahexaensäure (DHA) für die Entwicklung des Gehirns und die geistige Gesundheit. Omega-3-Fettsäuren sind für die Entwicklung des Gehirns sowohl vor als auch nach der Geburt von entscheidender Bedeutung. Sie sind wesentliche Bestandteile des Gehirns und der Netzhaut und spielen eine Schlüsselrolle bei der Zellsignalübertragung, der Genexpression und der Regulierung von Entzündungen.

Mehrere Studien deuten darauf hin, dass ein Mangel an Omega-3-Fettsäuren in der frühen Kindheit langfristige Auswirkungen auf die kognitive Entwicklung und die geistige Gesundheit haben kann. Diese Auswirkungen können Folgendes umfassen:

Kognitive Entwicklung: DHA ist entscheidend für die Entwicklung und Funktion des Gehirns. Ein Mangel an Omega-3 in entscheidenden Entwicklungsphasen kann möglicherweise zu kognitiven Verzögerungen oder Defiziten führen.

Geistige Gesundheit: Omega-3-Fettsäuren sind entscheidend für die Aufrechterhaltung der strukturellen und funktionellen Integrität der neuronalen Membranen, die für eine wirksame Neurotransmission unerlässlich ist. Ein Ungleichgewicht in der Fettsäurenzusammensetzung könnte möglicherweise zu psychischen Störungen wie Depressionen, Angstzuständen und ADHS beitragen.

Neuroentwicklungsstörungen: Es gibt auch einige Hinweise darauf, dass ein Mangel an Omega-3-Fettsäuren zur Entwicklung von neurologischen Entwicklungsstörungen wie Autismus und ADHS beitragen könnte, obwohl in diesem Bereich noch weitere Forschungsarbeiten erforderlich sind.

Demenz und kognitiver Verfall: Zwar ist der Zusammenhang zwischen dem Omega-3-Status in der frühen Kindheit und dem späteren Demenzrisiko weniger eindeutig, doch gibt es Hinweise darauf, dass eine ausreichende Omega-3-Aufnahme während des gesamten Lebens vor altersbedingtem kognitivem Abbau und Demenz schützen kann.

Angesichts der entscheidenden Rolle von Omega-3-Fettsäuren für die Gesundheit und Entwicklung des Gehirns ist eine ausreichende Zufuhr während der Schwangerschaft und im frühen Leben von größter Bedeutung.

DHA ist ein wichtiger Strukturbestandteil der neuronalen Zellmembranen und spielt eine entscheidende Rolle bei der Aufrechterhaltung ihrer Integrität und Fluidität, während sowohl DHA als auch EPA entzündungshemmende und neuroprotektive Eigenschaften haben. Wie bereits erwähnt, ist eine ausreichende Zufuhr von Omega-3-Fettsäuren in kritischen Phasen der Gehirnentwicklung, z. B. während der Schwangerschaft und in der frühen Kindheit, für optimale kognitive und verhaltensbezogene Ergebnisse im späteren Leben unerlässlich.

Zu den psychischen Störungen, die möglicherweise mit einem Mangel an Omega-3-Fettsäuren in den ersten Lebensjahren zusammenhängen, gehören unter anderem:

Aufmerksamkeitsdefizit-Hyperaktivitätsstörung (ADHS): Einige Studien haben ergeben, dass Kinder mit ADHS im Vergleich zu Gleichaltrigen niedrigere Werte an Omega-3-Fettsäuren, insbesondere DHA, aufweisen. Die Einnahme von Omega-3-Fettsäuren hat in einigen klinischen Studien einen potenziellen Nutzen bei der Verbesserung der ADHS-Symptome gezeigt, obwohl weitere Untersuchungen erforderlich sind, um diese Ergebnisse zu bestätigen. [83]

Autismus-Spektrum-Störung (ASD): Auch wenn die genaue Ursache von ASD noch nicht vollständig geklärt ist, deuten einige Forschungsergebnisse darauf hin, dass ein Mangel an Omega-3-Fettsäuren während der frühen Gehirnentwicklung ein Faktor sein könnte, der dazu beiträgt. In einigen Studien wurde von einer Verbesserung der ASD-Symptome nach einer Omega-3-Supplementierung berichtet, aber es sind weitere Untersuchungen erforderlich, um einen eindeutigen Zusammenhang herzustellen.

Depressionen und Angstzustände: Omega-3-Fettsäuren spielen nachweislich eine Rolle bei der Regulierung der Stimmung und der Verringerung von Entzündungen, die zur Entwicklung von Depressionen und Angstzuständen beitragen können. Einige Studien deuten darauf hin, dass ein niedriger Omega-3-Spiegel in der Kindheit mit einem erhöhten Risiko für die Entwicklung dieser psychischen Störungen im späteren Leben verbunden sein könnte. [84]

Schizophrenie und andere psychotische Störungen: Es gibt einige Hinweise darauf, dass ein Mangel an Omega-3-Fettsäuren während der frühen Gehirnentwicklung das Risiko für die Entwicklung von Schizophrenie und anderen psychotischen Störungen erhöhen kann. In einigen Studien wurde über eine Verbesserung der Symptome durch eine Omega-3-Supplementierung berichtet. [85]

Es ist wichtig, darauf hinzuweisen, dass ein Omega-3-Mangel zwar einen Beitrag zur Entwicklung psychischer Störungen leisten kann, aber nicht die einzige Ursache ist. Psychische Störungen sind komplex und multifaktoriell und beinhalten epigenetische, umweltbedingte und Lebensstilfaktoren. Es ist jedoch offensichtlich, dass eine ausreichende Omega-3-Zufuhr während der Schwangerschaft und in der frühen Kindheit die optimale Entwicklung des Gehirns fördern und das Risiko für psychische Störungen verringern kann.

Es besteht ein wachsendes Interesse an der potenziellen Rolle von Omega-3-Fettsäuren bei der Prävention und Behandlung der Parkinson-Krankheit (PD), einer neurodegenerativen Erkrankung, die durch den fortschreitenden Verlust dopaminerger Neuronen in der Substantia nigra des Gehirns gekennzeichnet ist. Während die genaue Ursache der Parkinson-Krankheit noch nicht vollständig geklärt ist, geht man davon aus, dass Faktoren wie oxidativer Stress, Entzündungen und mitochondriale Dysfunktion zur Entwicklung und zum Fortschreiten der Krankheit beitragen, insbesondere im Bereich der Lipid Rafts. [86, 87]

Omega-3-Fettsäuren, insbesondere Eicosapentaensäure (EPA) und Docosahexaensäure (DHA), sind für ihre entzündungshemmenden und neuroprotektiven Eigenschaften bekannt, die im Zusammenhang mit der Parkinson-Krankheit von Nutzen sein könnten. Zu den möglichen Mechanismen, durch die Omega-3-Fettsäuren die Parkinson-Krankheit beeinflussen können, gehören:

Verringerung von Entzündungen: Omega-3-Fettsäuren können die Produktion von entzündlichen Zytokinen und anderen Molekülen, die an der Entzündungsreaktion beteiligt sind, modulieren, was dazu beitragen könnte, dopaminerge Neuronen vor entzündungsbedingten Schäden zu schützen.

Schutz vor oxidativem Stress: EPA und DHA haben antioxidative Eigenschaften und können dazu beitragen, den schädlichen Auswirkungen reaktiver Sauerstoffspezies (ROS) entgegenzuwirken, die zu oxidativem Stress und neuronalen Schäden bei Parkinson beitragen.

Unterstützung der neuronalen Membranintegrität: DHA ist ein wichtiger Strukturbestandteil der neuronalen Zellmembranen und spielt eine entscheidende Rolle bei der Aufrechterhaltung ihrer Integrität und Flüssigkeit. Angemessene DHA-Spiegel können die neuronale Funktion unterstützen und vor Neurodegeneration schützen.

Förderung der Neurogenese: Einige Studien deuten darauf hin, dass Omega-3-Fettsäuren das Wachstum neuer Neuronen anregen und das Überleben bestehender Neuronen unterstützen könnten, was sich positiv auf die Verlangsamung des Fortschreitens von Parkinson auswirken könnte.

Hinweise aus präklinischen Studien und epidemiologischen Untersuchungen deuten darauf hin, dass Omega-3-Fettsäuren eine schützende Wirkung gegen die Parkinson-Krankheit haben könnten. Einige Daten sind möglicherweise nicht schlüssig, da die Nahrungsergänzungsmittel nicht ausreichend sind. Randomisierte kontrollierte Studien, die die Auswirkungen einer angemessenen Omega-3-Supplementierung bei Menschen mit Parkinson untersuchen, sind notwendig, um den potenziellen therapeutischen Nutzen dieser Fettsäuren bei der Prävention und Behandlung der Krankheit zu ermitteln. Bei Fischessern hat sich jedoch einen klarer Vorteil gezeigt, um das Risiko des Morbus Parkinson zu verringern.

In mehreren Studien wurde ein möglicher Zusammenhang zwischen dem Verzehr von Fisch und dem Risiko für die Parkinson-Krankheit untersucht. Viele Kaltwasserfische haben einen hohen Gehalt an Omega-3-Fettsäuren, denen eine neuroprotektive Wirkung zugeschrieben wird und die möglicherweise das Parkinson-Risiko senken könnten. Außerdem ist Fisch eine wichtige Quelle für Vitamin D, das ebenfalls eine schützende Wirkung gegen Parkinson haben soll.

Es ist wichtig, Omega-3-Fettsäuren aus geprüften, kleinen Kaltwasserfischen zu beziehen, um Umweltgifte wie Quecksilber zu minimieren, die das Risiko für neurodegenerative Erkrankungen wie Parkinson erhöhen können.

Eine große schwedische Studie, die 2014 im American Journal of Epidemiology veröffentlicht wurde, fand keinen allgemeinen Zusammenhang zwischen Fischkonsum und Depression bei Frauen [132]. Diese Studien fanden ein geringeres Risiko vor allem bei denjenigen, die fetten Fisch und Fisch mit hohem Omega-3-Gehalt aßen. Eine weitere Studie, die 2020 in der Zeitschrift Neurology veröffentlicht wurde, legt nahe, dass selbst ein mäßiger Verzehr von Omega-3-Fettsäuren und Vitamin D mit einem geringeren Risiko für die Parkinson-Krankheit verbunden sein könnte. [133, 134]

Eine weitere Studie, die 2003 in Neurology veröffentlicht wurde, legt nahe, dass selbst ein mäßiger Verzehr von Vitamin D in der Nahrung mit einem geringeren Risiko für die Parkinson-Krankheit verbunden sein kann.

Insbesondere DHA ist bei allen Demenzerkrankungen wichtig für die Reparatur des Gehirns. Was sagen die Studien?

Parkinson- und Alzheimer-Studien zeigen, dass die Behandlung mit Omega-3-Fettsäuren, die sicher und gut verträglich ist, ein wertvolles und biologisch plausibles Instrument für die Behandlung neurodegenerativer Erkrankungen im Frühstadium darstellt. Die meisten Demenzerkrankungen sind altersbedingt. Unser Körper ist ein erstaunliches Konstrukt, das lange Zeit mit weniger als 10 % optimaler Nährstoffzufuhr auskommen kann, doch ab einem bestimmten Alter - die meisten Parkinson-Erkrankungen werden ab 65 Jahren diagnostiziert - erreicht die Entzündung im Gehirn eine Grenze. Eine Ernährung, die reich an Omega-3-Fettsäuren ist, kann die Folgen der Demenz besiegen! [88]

Parkinson's - lipid rafts (Lipidflöße)

Es gibt Hinweise darauf, dass der größte Nutzen von DHA bei nicht kognitiv beeinträchtigten älteren Menschen zu erwarten ist. Gereinigte Lipid-Rafts aus dem frontalen Kortex von postmortalen Proben von Patienten mit Morbus Parkinson im frühen motorischen Stadium und inzidenter Morbus Parkinson weisen im Vergleich zu Kontrollpersonen eine signifikante Verringerung von DHA (und AA), aber nicht von EPA oder DPA auf (Fabelo et al., 2011). Dyall SC. schreibt in "Langkettige Omega-3-Fettsäuren und das Gehirn: Ein Überblick über die unabhängigen und gemeinsamen Wirkungen von EPA, DPA und DHA" das DHA nachweislich die Differenzierung von neuronalen Stammzellen in Neuronen fördert und ist quantitativ die wichtigste Omega-3-PUFA im Gehirn. Allerdings auch EPA spielt eine ebenso wichtige Rolle. Eine EPA-Therapie bei Parkinson-Modellen verringerte die Bewegungseinschränkungen, verbesserte Probleme mit dem prozeduralen Gedächtnis und verringerte die Produktion von entzündungsauslösenden Zytokinen im Striatum. Es wurde beobachtet, dass EPA nicht nur die Zellgesundheit verbesserte, sondern auch die Bildung von zytoplasmatischen Klumpen verhinderte. Zu den umfassenden schützenden Eigenschaften von EPA gehört auch, dass es den Anstieg der Tyrosinkinase-B-Rezeptoren (TrkB) dämpft und den Gehalt an reaktiven Sauerstoffspezies und Stickstoffmonoxid reduziert. Dieser Schutzmechanismus könnte auf die Unterdrückung der neuronalen NADPH-Oxidase und COX-2 durch EPA zurückzuführen sein. Diese Ergebnisse korrelieren mit abnormalen Lipid-Raft-Signalen und dem kognitiven Abbau, der bei der Entwicklung dieser neurodegenerativen Erkrankungen beobachtet wird. [89, 90]

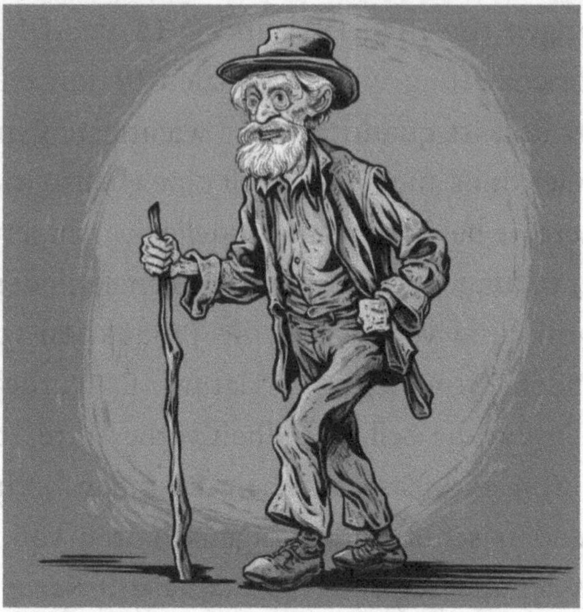

Abb. 30: Kann Ihr Gehirn bis ins hohe Alter mit einem 90%igen Omega-3-Mangel gedeihen? Die Forschung legt nahe, dass der Ursprung der Demenz viel früher im Leben beginnt.

Kapitel 6

Omega-3 und Ihr Weg zum Erfolg

6.1 Schärfen Sie Ihr Gehirn mit Omega-3

Huckleberry Finn ist bekannt für sein schnelles Denken und seine gerissenen Strategien, die er in Mark Twain's klassischem Roman einsetzt, um eine Reihe von gefährlichen und kniffligen Situationen zu meistern. Sein Einfallsreichtum kann als Beweis für seine scharfe Hirnfunktion angesehen werden, die nach den wissenschaftlichen Erkenntnissen, die wir gerade erörtert haben, durch den regelmäßigen Verzehr von Fisch, der reich an Omega-3-Fettsäuren ist, tatsächlich verbessert werden könnte.

Nehmen wir an, dass Huck in diesem Szenario regelmäßig Fisch gegessen hat und dadurch sein Gehirn mit reichlich Omega-3-Fettsäuren versorgt hat, die für eine optimale kognitive Funktion entscheidend sind. Als sein misshandelnder Vater Pap nach ihm sucht, sprintet Huck nicht einfach blindlings in den Wald, um Abstand zwischen sich und seinen Vater zu bringen, sondern lässt sich verloren und verletzlich zurück. Stattdessen nutzt Huck seine nun mit Omega-3 angereicherte Gehirnleistung.

Er nimmt sich einen Moment Zeit zum Nachdenken und kommt auf einen genialen Plan: Er beschließt, ein Schwein zu benutzen. Indem er das Schwein tötet und sein Blut in einer trügerischen Spur verteilt, schafft er nicht nur ein irreführendes Zeichen für seinen angeblichen Tod, sondern sichert sich auch eine Nahrungsquelle für die kommenden Tage. Dieser Schachzug könnte als strategische Leistung betrachtet werden, die Problemlösungsfähigkeiten, vorausschauendes Denken und schnelle Entscheidungsfindung erforderte - alles kognitive Funktionen, die durch eine Ernährung, die reich an Omega-3-Fettsäuren ist, gefördert werden können.

Natürlich ist es wichtig, darauf hinzuweisen, dass Omega-3-Fettsäuren nicht der einzige Faktor sind, der zu Hucks Verstand und Einfallsreichtum beiträgt. Viele andere Faktoren, wie seine natürliche Intelligenz, seine Erfahrungen und seine angeborene Belastbarkeit, spielen ebenfalls eine entscheidende Rolle. Aber eine Ernährung, die reich an Omega-3-Fettsäuren ist, könnte seinem Gehirn möglicherweise den zusätzlichen Vorteil verschafft haben, den er brauchte, um die intensiven Herausforderungen seines Lebens zu meistern.

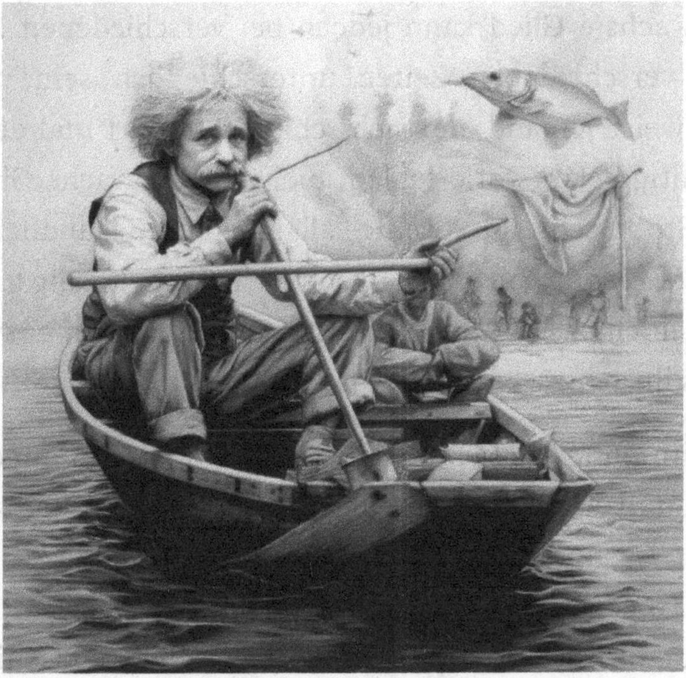

Fig. 31: Hucks' natural fish diet may have helped him to make smarter decisions on his advantageous journey! What is the weakest link in your diet?

Der menschliche Körper ist ein komplexes und fein ausbalanciertes System, und Omega-3-Fettsäuren sind nur ein Teil eines größeren ernährungswissenschaftlichen und physiologischen Puzzles. Der Körper benötigt eine Vielzahl von Nährstoffen, um ordnungsgemäß zu funktionieren, und jeder dieser Nährstoffe spielt eine eigene wichtige Rolle.

Die Omega-3-Fettsäuren sind jedoch besonders wichtig, da sie für die Gesundheit und Funktion des Gehirns unerlässlich sind. Sie tragen zur Fluidität der Zellmembranen bei, beeinflussen die Signaltransduktion und sind an der Regulierung der Genexpression beteiligt. Wenn wir nicht genügend Omega-3-Fettsäuren zu uns nehmen, kann dies diese Prozesse beeinträchtigen und zu möglichen Gesundheitsproblemen führen.

Das schwächste Glied kann jedoch bei verschiedenen Personen und zu verschiedenen Zeiten unterschiedlich sein. So kann beispielsweise jemand, der sich schlecht ernährt und dem mehrere wichtige Nährstoffe fehlen, mehrere "schwache Glieder" in seinem Stoffwechsel und seiner allgemeinen Gesundheit haben. Oder eine Person kann eine epigenetische Veranlagung haben, die sich auf einen bestimmten Aspekt ihrer Gesundheit auswirkt, so dass dies ihr schwächstes Glied ist.

Die Bestimmung des "schwächsten Glieds" kann daher recht komplex sein und erfordert in der Regel die Berücksichtigung des allgemeinen Gesundheitszustands, der Ernährung, des Lebensstils und der Epigenetik der betreffenden Person. Im Zusammenhang mit der kognitiven Funktion und der Gesundheit des Gehirns könnte ein Mangel an Omega-3-Fettsäuren in der Tat als schwächstes Glied angesehen werden. Eine ausreichende Zufuhr von Omega-3 könnte diesen Aspekt der Gesundheit verbessern und die allgemeine Gehirnfunktion unterstützen, was sich in besseren Problemlösungsfähigkeiten äußern könnte, wie sie Huck in Ihrem Beispiel gezeigt hat. Nebenbei bemerkt: Albert Einstein war sicherlich ein brillanter Kopf. Leider hat er später in seinem Leben (auf Anraten seiner Ärzte) jedoch Fleisch und Fisch aus seiner Ernährung gestrichen. In seinen späteren Jahren verschlechterte sich Albert Einsteins Gesundheitszustand. In den frühen 1950er Jahren begann er unter verschiedenen gesundheitlichen Problemen zu leiden. Er hatte immer wieder Verdauungsprobleme, einschließlich Bauchschmerzen und Verdauungsstörungen, die zu einigen Operationen führten, und starb an einer Herzerkrankung und einem Aortenaneurysma.

Was ist natürliche Intelligenz?

Wenn wir von "natürlicher Intelligenz" sprechen, meinen wir in der Regel die dem Gehirn eines Menschen innewohnende Fähigkeit, zu lernen, sich anzupassen, Probleme zu lösen und komplexe Ideen zu verstehen. Dazu gehören kognitive Fähigkeiten wie Gedächtnis, Aufmerksamkeit, Sprache und Entscheidungsfindung. Diese angeborene Fähigkeit wird durch eine Reihe von Faktoren bestimmt, darunter die Epigenetik, aber auch das Umfeld, in dem der Mensch aufwächst und sich entwickelt.

Es ist jedoch wichtig klarzustellen, dass ein bestimmtes Maß an natürlicher Intelligenz nicht über das volle Potenzial einer Person entscheidet. Das Gehirn ist ein unglaublich anpassungsfähiges Organ, das in der Lage ist, während des gesamten Lebens zu lernen und zu wachsen - eine Eigenschaft, die als Neuroplastizität bekannt ist. Das bedeutet, dass man durch verschiedene Maßnahmen wie Bildung, Gehirntraining, einen gesunden Lebensstil und sogar die richtige Ernährung (z. B. eine Ernährung mit vielen Omega-3-Fettsäuren) die kognitiven Funktionen und die allgemeine Gehirnleistung erheblich verbessern kann.

Auch wenn Menschen mit einem unterschiedlichen Maß an "natürlicher Intelligenz" geboren werden, ist die Fähigkeit zu Wachstum und Verbesserung bei jedem Menschen vorhanden. Wie sehr sich jeder Mensch verbessern kann oder wie er sein Potenzial am besten optimiert, kann jedoch sehr unterschiedlich sein, da es von einem komplexen Zusammenspiel vieler Faktoren abhängt, darunter epigenetische Veranlagungen, persönliche Umstände, Engagement für das Lernen und die Verfügbarkeit von Ressourcen und Möglichkeiten.

Wir können das Thema Intelligenz mit einer Frage zusammenfassen: Hat jeder Mensch, der im Mutterleib und in der frühen Kindheit den gleichen Zugang zu optimaler Ernährung und einer liebevollen, herausfordernden Betreuungsperson hat, eine ähnliche Chance auf IQ und EQ im Leben? Die Entwicklung der Intelligenz (sowohl des IQ als auch des EQ) ist ein komplexes Zusammenspiel von epigenetischen und umweltbedingten Faktoren, das in der Psychologie und den Neurowissenschaften immer wieder diskutiert wird.

Die Epigenetik spielt eine Rolle bei der Entwicklung der Intelligenz. Bestimmte epigenetische Merkmale, die die Entwicklung und Funktion des Gehirns beeinflussen, können von den Eltern an ihre Kinder weitergegeben werden. Daher können Menschen bestimmte epigenetische Veranlagungen haben, die sich auf ihre kognitiven Fähigkeiten auswirken.

Aber auch Umweltfaktoren wie Ernährung, Erziehung und Bildung spielen eine wichtige Rolle. Frühe Lebenserfahrungen und ein anregendes und unterstützendes Umfeld können die kognitive Entwicklung eines Kindes erheblich fördern. Die richtige Ernährung, insbesondere im Mutterleib und in der frühen Kindheit, ist für die Entwicklung des Gehirns entscheidend. Ein Mangel an bestimmten Nährstoffen in diesen kritischen Phasen kann die kognitive Entwicklung beeinträchtigen, während eine ausgewogene, nährstoffreiche Ernährung sie unterstützen kann.

Darüber hinaus wird die emotionale Intelligenz (EQ) stark von den sozialen und emotionalen Erfahrungen in der Kindheit beeinflusst. Kinder, die in einem liebevollen, unterstützenden und kommunikativen Umfeld aufwachsen, entwickeln mit größerer Wahrscheinlichkeit eine starke emotionale Intelligenz.

Doch selbst bei gleichem Zugang zu Ernährung und einem förderlichen Umfeld kann es aufgrund individueller Unterschiede in der Epigenetik, der Belastbarkeit und der persönlichen Erfahrungen zu Schwankungen beim IQ und EQ kommen.

Ein guter Start mit angemessener Ernährung und einem förderlichen Umfeld kann zwar das Potenzial für einen höheren IQ und EQ steigern, garantiert aber nicht die gleichen Ergebnisse. Es gibt auch den Faktor der individuellen Anstrengung und des kontinuierlichen Lernens und der Anpassung, die der Mensch im Laufe seines Lebens durchläuft und die eine wichtige Rolle bei der Entwicklung dieser Qualitäten spielen.

Studien deuten darauf hin, dass Omega-3-Fettsäuren eine entscheidende Rolle bei der Entwicklung des Gehirns während der fötalen und frühkindlichen Phase spielen. DHA (Docosahexaensäure), eine Art von Omega-3-Fettsäure, ist besonders wichtig für die Entwicklung des Gehirns und der Augen. [92, 93]

Omega-3-Fettsäuren, einschließlich DHA, sind für die Neuroentwicklung von den frühesten Stadien der fötalen Entwicklung bis zum Ende der Stillzeit unerlässlich. DHA ist ein primärer Strukturbestandteil des menschlichen Gehirns und der Großhirnrinde. DHA ist stark in der grauen Substanz des Gehirns konzentriert, die an verschiedenen höheren Hirnfunktionen, wie Kognition und Gedächtnis, beteiligt ist.

Mehrere Studien haben einen Zusammenhang zwischen einem höheren mütterlichen Verzehr von Fisch (der viel DHA enthält) oder Omega-3-Ergänzungsmitteln während der Schwangerschaft und einer besseren Gehirnentwicklung ihrer Kinder festgestellt, die in Tests zur Intelligenz, Sprache und Motorik in der frühen

Kindheit gemessen wurde. Natürlich sind weitere Forschungen in diesem Bereich erforderlich, um das Ausmaß und die Mechanismen dieser Vorteile vollständig zu verstehen. Aber es ist eindeutig die Wirkung der neuronalen Lipid Rafts, die die gesunde Kommunikation der Gehirnneuronen in verschiedenen Bereichen und ihren Entzündungsstatus beeinflussen.

Zusammenfassend lässt sich sagen, dass Omega-3-Fettsäuren wie DHA zwar entscheidend für die Entwicklung des Gehirns sind, dass sie aber nicht der einzige Faktor sind, der die künftige Intelligenz eines Kindes bestimmt. Andere Faktoren wie epigenetische Einflüsse, andere Ernährungsfaktoren und das gesamte Umfeld, in dem das Kind aufwächst, spielen ebenfalls eine wichtige Rolle für die kognitive Entwicklung des Kindes.

Ein intelligentes Gehirn benötigt hohe Mengen an Omega-3!

Das Gehirn ist in der Tat reich an Fetten, den so genannten Lipiden. Etwa 60 % des Trockengewichts des Säugetiergehirns besteht aus Fett, womit es zu den fettreichsten Organen des Körpers gehört. [79, 136]

Omega-3-Fettsäuren, insbesondere Docosahexaensäure (DHA), machen einen erheblichen Anteil dieser Hirnlipide aus. Es ist zwar schwierig, den genauen Prozentsatz der Omega-3-Fette im Gehirn zu bestimmen, doch Schätzungen gehen davon aus, dass etwa 20 % des gesamten Fettgehalts des Gehirns aus DHA bestehen.

DHA ist für die Gesundheit des Gehirns in allen Lebensphasen von entscheidender Bedeutung, von der Unterstützung der Neuroentwicklung bei Säuglingen bis zur Aufrechterhaltung der kognitiven Funktion und der Vorbeugung neurodegenerativer Erkrankungen bei Erwachsenen. DHA ist in den Zellmembranen der Neuronen hochkonzentriert, wo es für die Fluidität sorgt und verschiedene zelluläre Prozesse beeinflusst, die für eine optimale Gehirnfunktion unerlässlich sind.

Trotz der hohen natürlichen Konzentration von DHA im Gehirn ist der Körper nicht in der Lage, DHA selbst zu produzieren. Daher ist es wichtig, diesen essenziellen Nährstoff über die Nahrung, z. B. durch fetten Fisch, oder durch Nahrungsergänzungsmittel aufzunehmen.

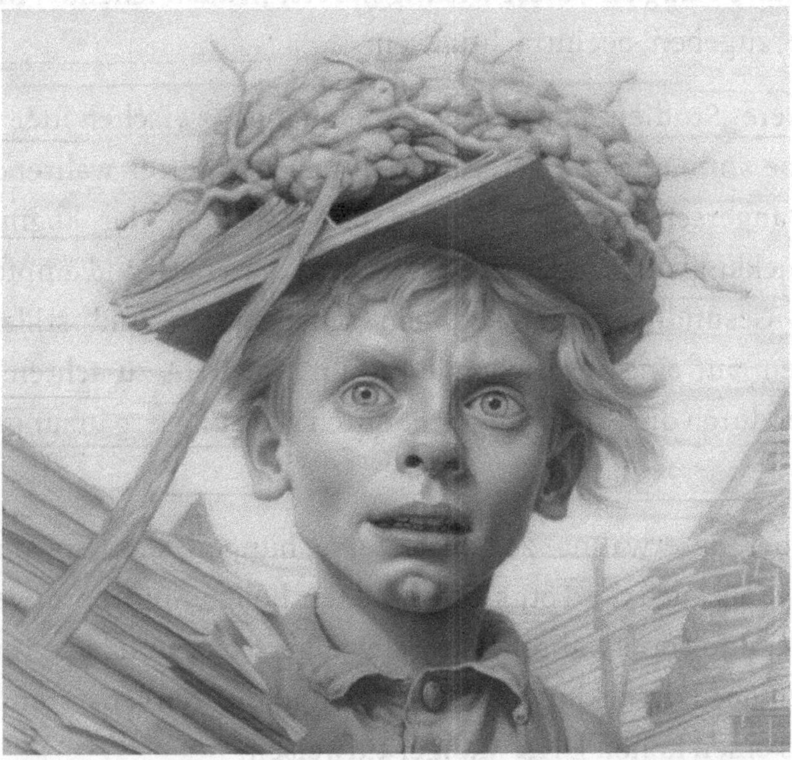

Abb. 32: Um "Konzentriert und Gelehrt zu sein" braucht man optimale Neuronale Gehirnkapazität.

Vor allem während der Schwangerschaft besteht in der Tat ein erheblicher Bedarf an Omega-3-Fettsäuren, insbesondere an DHA, da diese eine wichtige Rolle bei der Entwicklung des Gehirns und des Nervensystems des Babys spielen. Der Fötus ist bei der Versorgung mit DHA auf die Mutter angewiesen, und dieser Bedarf kann die mütterlichen Vorräte aufbrauchen, so dass Mutter und Kind möglicherweise einen Mangel erleiden, wenn die Zufuhr über die Nahrung nicht ausreichend ist.

Einer der wichtigsten Wege, auf denen DHA an den Fötus abgegeben wird, ist die Plazenta während der Schwangerschaft. Nach der Geburt erhalten Säuglinge weiterhin DHA über die Muttermilch. Wenn die DHA-Aufnahme der Mutter jedoch zu gering ist, kann ihre Fähigkeit, diese wichtigen Fette in ausreichender Menge weiterzugeben, beeinträchtigt sein.

Mehrere Studien haben Zusammenhänge zwischen der Aufnahme von Omega-3-Fettsäuren durch die Mutter während der Schwangerschaft und verschiedenen Aspekten der kognitiven Entwicklung des Kindes aufgezeigt. Aus diesem Grund empfehlen viele Gesundheitsorganisationen schwangeren und stillenden Frauen, auf eine ausreichende Zufuhr von DHA zu achten, entweder durch die Ernährung oder durch Nahrungsergänzungsmittel.

Wie bereits erwähnt, zeigen Untersuchungen, dass sowohl die Mutter als auch der Fötus aufgrund der hohen Anforderungen an Mutter und Fötus während der Schwangerschaft und in den ersten Jahren der Entwicklung des Gehirns und des Nervensystems des Babys einen hohen DHA-Mangel aufweisen.

Aus diesem Grund ist die Überwachung des Omega-6/3-Index bei Kindern besonders wichtig. Zahlreiche Untersuchungen haben gezeigt, dass dieser Index bei Jugendlichen und jungen

Erwachsenen um das 2-3fache höher sein kann und bei jugendlichen Sportlern Werte von bis zu 60:1 und sogar 100:1 erreicht.

Der Grund für diesen wachsenden Trend zu erhöhten Entzündungswerten bei jüngeren Generationen ist ungewiss. Zu den möglichen Ursachen könnten jedoch die vermehrte Bildschirmarbeit, die den Bedarf an DHA in den Augen erhöht, und epigenetische Faktoren gehören.

Aus Studien geht eindeutig hervor, dass ein Fötus während seiner Entwicklung jedes zugängliche DHA-Molekül von der Mutter und seine eigenen EPA-Reserven extrahiert, um das Wachstum seines Gehirns und Nervensystems zu fördern. So wurde beispielsweise bei einer Mutter, bei der zuvor ein niedriger Index festgestellt worden war, im dritten Trimester und kurz nach der Geburt ein DHA-Mangel von 65 % festgestellt, was bedeutet, dass die Mutter das gesamte verfügbare DHA an den sich entwickelnden Fötus weiterleitet.

Omega-3-Fettsäuren, insbesondere DHA (Docosahexaensäure), sind wegen ihrer entscheidenden Rolle für die Gesundheit des Gehirns in allen Lebensphasen, von der fötalen Entwicklung über das Säuglingsalter bis hin zum Erwachsenenalter und zum hohen Alter, allgemein anerkannt.

Im frühen Alter trägt eine ausreichende Zufuhr von Omega-3-Fettsäuren, insbesondere DHA, zur Entwicklung des Gehirns bei. Einige Studien deuten auf einen Zusammenhang zwischen der Zufuhr von Omega-3-Fettsäuren bei schwangeren Müttern oder in der frühen Kindheit und besseren kognitiven Leistungen hin, wie z. B. höhere IQ-Werte und bessere Lese- und Gedächtnisleistungen. [93, 135]

Im Erwachsenenalter spielen Omega-3-Fettsäuren eine Rolle bei der Aufrechterhaltung der Gehirnfunktion. Die regelmäßige Einnahme von Omega-3-Fettsäuren wird mit einem geringeren Risiko für Depressionen und einer besseren geistigen Klarheit und Konzentration in Verbindung gebracht.

Wie bereits erwähnt, kann bei älteren Erwachsenen eine konsequente Zufuhr von Omega-3-Fettsäuren für die Erhaltung der kognitiven Gesundheit und die Vorbeugung neurodegenerativer Erkrankungen von Vorteil sein. Epidemiologische Studien deuten darauf hin, dass Menschen, die mehr Fisch mit einem hohen Gehalt an Omega-3-Fettsäuren verzehren, ein geringeres Risiko haben, an Alzheimer und Demenz zu erkranken. [137]

Es ist wichtig, darauf hinzuweisen, dass Omega-3-Fettsäuren zwar der Gesundheit des Gehirns förderlich sind, dass sie aber nicht die einzige Determinante für die kognitive Funktion oder den IQ sind. Die kognitive Entwicklung und Funktion ist vielschichtig und kann durch zahlreiche andere Faktoren beeinflusst werden, darunter Epigenetik, andere Ernährungsfaktoren, Umwelteinflüsse, körperliche Aktivität und allgemeine Gesundheit.

Zusammenfassend lässt sich sagen, dass die Entwicklung des IQ viel DHA erfordert! Die Verfügbarkeit von DHA, einer der wichtigsten Omega-3-Fettsäuren, ist für die Entwicklung des Gehirns und des Nervensystems während der fötalen Entwicklung und in der gesamten Kindheit von entscheidender Bedeutung. DHA spielt eine wesentliche Rolle bei der Bildung von Nervengewebe, insbesondere in der Netzhaut und im Gehirn.

Mehrere Forschungsstudien haben gezeigt, dass eine ausreichende Versorgung mit DHA im Mutterleib und in der frühen

Kindheit erhebliche Auswirkungen auf die kognitive Entwicklung und die Intelligenz haben kann. So wurde in einer Reihe von Studien ein Zusammenhang zwischen einer höheren DHA-Aufnahme der Mutter während der Schwangerschaft und besseren kognitiven Leistungen ihrer Kinder festgestellt. Auch eine DHA-Ergänzung während des Säuglings- und Kleinkindalters wurde mit besseren kognitiven Leistungen in Verbindung gebracht. Basak 2021: "Während des letzten Trimesters der Schwangerschaft und in den ersten 18 Monaten nach der Geburt werden sowohl (DHA) als auch Arachidonsäure (ARA) bevorzugt und mit hoher Geschwindigkeit in der Großhirnrinde abgelagert. [94]

Umgekehrt kann ein DHA-Mangel in diesen kritischen Entwicklungsphasen zu kognitiven Defiziten führen und wurde mit Krankheiten wie ADHS, Legasthenie und aggressiver Feindseligkeit in Verbindung gebracht.

Es wird auch vermutet, dass DHA neuroprotektive Wirkungen haben könnte und möglicherweise den Beginn oder das Fortschreiten des kognitiven Verfalls bei älteren Menschen, einschließlich der Alzheimer-Krankheit und Demenz, verzögern könnte, obwohl in diesem Bereich noch weitere Forschung erforderlich ist.

Es ist jedoch wichtig zu wissen, dass DHA zwar eine entscheidende Komponente für die Gesundheit des Gehirns und die kognitive Entwicklung ist, aber nicht der einzige Faktor. Epigenetik, allgemeine Ernährung, Umweltfaktoren und der Zugang zu Bildung und Stimulation spielen ebenfalls eine wichtige Rolle bei der Bestimmung des IQ und der kognitiven Gesundheit eines Menschen während seiner gesamten Lebensspanne.

6.2 *Wie Omega-3 Ihnen hilft, schneller und effizienter zu arbeiten*

Jeder hat unproduktive Tage. Nichts scheint sehr fruchtbar zu sein, egal was man an diesem Tag tut - der Rhythmus der kognitiven Aufmerksamkeit wechselt zwischen Phasen konzentrierten Engagements und Momenten geistigen Abdriftens. Mentale Aufmerksamkeit ist eine Gehirnfunktion, die ein hohes Maß an effektiver neuronaler Konnektivität erfordert. Die Unfähigkeit, sich zu konzentrieren, ist mit einer Entzündung des Gehirns verbunden und kann als eine Form von ADHS im weiteren Sinne angesehen werden. Wir haben bereits erörtert, wie sich Omega-3 auf ADHS und Stimmungsstörungen bei jungen Menschen auswirkt. Leider zeigen neuere Untersuchungen, dass ihre Gehirne 2-3 mal entzündlicher sind als die älterer Generationen.

Omega-3-Fettsäuren, insbesondere DHA, spielen in der Tat eine entscheidende Rolle für die Struktur und Funktion der Gehirnzellen und fördern eine gesunde Entwicklung und Funktion des Gehirns in allen Lebensabschnitten. Ein unzureichender Omega-3-Spiegel wird mit verschiedenen kognitiven Störungen und psychischen Erkrankungen in Verbindung gebracht, darunter Aufmerksamkeitsdefizit-Hyperaktivitätsstörung (ADHS), Depression, Schizophrenie und Demenz.

Omega-3-Fettsäuren könnten die kognitiven Funktionen auf verschiedene Weise verbessern:

Neurotransmitterfunktion: Omega-3-Fettsäuren sind an der Synthese und Funktion von Neurotransmittern beteiligt, den chemischen Stoffen, die Neuronen zur Kommunikation untereinander nutzen. Omega-3-Fettsäuren können insbesondere die

Übertragung von Dopamin und Serotonin verbessern, die als wichtige Neurotransmitter an Aufmerksamkeit, Motivation und Stimmungsregulierung beteiligt sind.

Struktur und Flexibilität der Gehirnzellen: DHA, eine der wichtigsten Omega-3-Formen im Gehirn, wird in die Zellmembranen der Neuronen eingebaut, wodurch deren Fließfähigkeit verbessert wird. Dies ermöglicht eine bessere Kommunikation zwischen den Neuronen, was kognitive Funktionen wie Gedächtnis, Konzentration und Entscheidungsfindung verbessern kann.

Entzündungshemmende Wirkung: Omega-3 haben starke entzündungshemmende Eigenschaften, die das Gehirn vor Schäden und Alterung schützen können, indem sie die Neuroinflammation reduzieren. Es wird angenommen, dass chronische Entzündungen wesentlich zum kognitiven Abbau, zu Stimmungsstörungen und neurodegenerativen Erkrankungen beitragen.

Vom Gehirn abgeleiteter neurotropher Faktor (BDNF): Omega-3 kann die Produktion von BDNF [138] erhöhen, einem Protein, das das Überleben von Nervenzellen fördert, indem es eine Rolle beim Wachstum, der Differenzierung und der Erhaltung von Neuronen im zentralen Nervensystem spielt. Ein höherer BDNF-Spiegel wird mit einem besseren Gedächtnis und einer besseren Stimmung in Verbindung gebracht.

Zusammenfassend lässt sich sagen, dass eine ausreichende Zufuhr von Omega-3, sei es über die Ernährung oder über Nahrungsergänzungsmittel, die kognitive Leistung, die Konzentration, die Stimmung und die allgemeine Gesundheit des Gehirns verbessern könnte.

Tests zeigen, dass die jüngere Generation einen Entzündungsindex Omega-6/3 von über 40:1 aufweist und dass dieser Wert bei jungen Sportlern noch höher ist. Die Nachfrage nach DHA aufgrund der zunehmenden Bildschirmzeit und des gleichzeitigen Mangels an Ernährung und des erhöhten Konsums von verarbeiteten Lebensmitteln ist wahrscheinlich die Ursache für dieses Testdebakel.

6.3 Inspirierende Erfolgsgeschichten: Omega-3 als Stressreduzierer

Biomarker für die Stressreaktion beim Menschen lassen sich anhand der physiologischen Systeme, mit denen sie verbunden sind, in mehrere Kategorien einteilen. Hier sind einige Beispiele:

Neuroendokrine Biomarker: Dies sind Substanzen, die als Reaktion auf Stress vom Gehirn und dem endokrinen System freigesetzt werden.

Cortisol: Oft als "Stresshormon" bezeichnet, wird es von den Nebennieren als Reaktion auf Stress ausgeschüttet. Der Cortisolspiegel wird häufig in Blut, Speichel oder Urin gemessen.

Adrenocorticotropes Hormon (ACTH): Wird von der Hypophyse freigesetzt, um die Produktion von Cortisol in den Nebennieren anzuregen.

Biomarker des autonomen Nervensystems: Hierbei handelt es sich um Substanzen, die mit den automatischen Reaktionen des Körpers auf Stress zusammenhängen, einschließlich Herzfrequenzvariabilität und Blutdruck.

Epinephrin (Adrenalin) und Norepinephrin (Noradrenalin): Diese Hormone werden bei akutem Stress ausgeschüttet, um den Körper auf "Kampf oder Flucht" vorzubereiten.

Biomarker des Immunsystems: Chronischer Stress kann das Immunsystem beeinträchtigen, was sich in den Spiegeln bestimmter immunbezogener Substanzen widerspiegelt.

C-reaktives Protein (CRP): Ein erhöhter CRP-Spiegel wird als Reaktion auf eine Entzündung im Körper beobachtet.

Interleukine (IL-6, IL-10), Tumor-Nekrose-Faktor-alpha (TNF-alpha): Dies sind Zytokine, Substanzen, die von Immunzellen als Reaktion auf Stress oder Entzündungen freigesetzt werden.

Metabolische Biomarker: Chronischer Stress kann zu Veränderungen im Stoffwechsel führen, die durch bestimmte Marker gemessen werden können.

Glukose: Chronischer Stress kann zu erhöhten Glukosespiegeln führen.

Lipide: Stress kann zu Veränderungen im Fettstoffwechsel führen, einschließlich erhöhter Triglyzerid- und LDL-Cholesterinwerte.

Psychologische/Verhaltens-Biomarker: Zwar handelt es sich hierbei nicht um Substanzen, die im Labor gemessen werden können, aber Verhaltensweisen und psychologische Zustände, die mit Stress in Verbindung stehen, können als Biomarker verfolgt werden.

Stimmung und Ängste: Mit Hilfe von Fragebögen lassen sich Stimmung und Angstzustände beurteilen.

Kognitive Funktion: Stress kann sich auf kognitive Fähigkeiten wie Gedächtnis und Aufmerksamkeit auswirken, was mit kognitiven Tests gemessen werden kann.

Die Forscher sind sich einig: "Die Senkung des Cortisolspiegels ist eines der wichtigsten Ziele für die allgemeine Gesundheit".

Omega-3 senkt den Cortisolspiegel! Aber nur bei höherer Dosierung!

Cortisol ist ein Hormon, das von der Nebenniere als Reaktion auf Stress ausgeschüttet wird und den ganzen Tag über zur Regulierung des Blutzuckerspiegels, des Blutdrucks und des Immunsystems beiträgt.

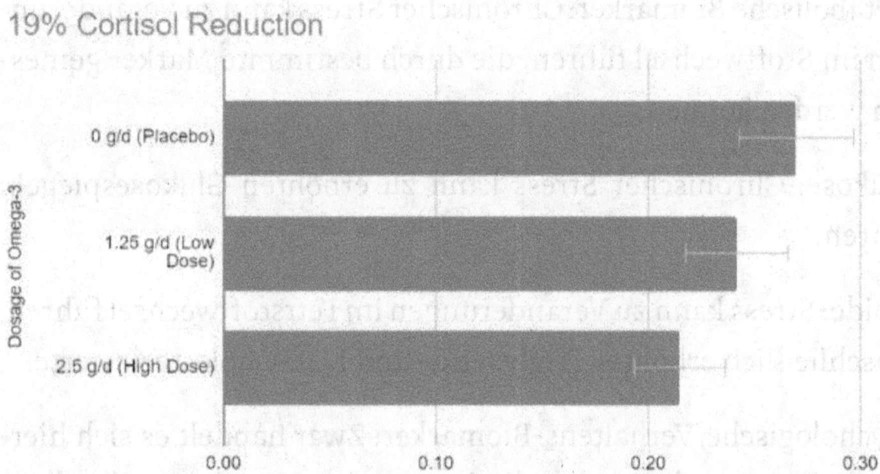

Abb. 33: Angepasst von Madison (2021): "Die Omega-3-Supplementierung reduzierte den Gesamtkortisolspiegel während des gesamten Stressors. Die hohe Dosis Omega-3 (2,5 g/d), nicht aber die niedrige Dosis (1,25 g/d), führte zu einer signifikanten (19 %) Verringerung der Gesamtkortisolfreisetzung im Vergleich zur Placebogruppe. [95]

Um systemische Entzündungen und die daraus resultierenden Stoffwechselkrankheiten wie Bluthochdruck, Diabetes,

Herz-Kreislauf-Erkrankungen und sogar Krebs zu vermeiden, ist es unerlässlich, den durchschnittlichen Cortisolspiegel niedrig zu halten.

Die Senkung eines chronisch hohen Cortisolspiegels kann sich in mehrfacher Hinsicht positiv auf Ihre Gesundheit auswirken, z. B. durch:

- **Besserer Schlaf:** Ein hoher Cortisolspiegel kann Ihren Schlafzyklus stören. Die Senkung des Cortisolspiegels kann dazu beitragen, die Qualität Ihres Schlafs zu verbessern.

- **Bessere Laune und psychische Gesundheit:** Ein hoher Cortisolspiegel wird mit psychischen Störungen wie Depressionen und Angstzuständen in Verbindung gebracht. Eine Senkung dieser Werte kann die Stimmung verbessern und die Symptome dieser Störungen verringern.

- **Verbesserte Immunfunktion:** Chronischer Stress und hohe Cortisolwerte können das Immunsystem unterdrücken und Sie anfälliger für Infektionen machen.

- **Verbesserte Stoffwechselgesundheit:** Ein hoher Cortisolspiegel kann zu Gewichtszunahme und einem erhöhten Risiko für das metabolische Syndrom führen, eine Gruppe von Erkrankungen, die das Risiko für Herzerkrankungen, Schlaganfall und Typ-2-Diabetes erhöhen.

Die Senkung des Cortisolspiegels ist für die Erhaltung der allgemeinen Gesundheit und des Wohlbefindens von entscheidender Bedeutung. Cortisol, das oft als "Stresshormon" bezeichnet wird, wird von den Nebennieren als Reaktion auf Stress und eine niedrige Blutzuckerkonzentration produziert. Obwohl es für die Reaktion des Körpers auf Stress unerlässlich ist, kann ein dauerhaft hoher Cortisolspiegel zu verschiedenen Gesundheitsproblemen führen, darunter Angstzustände, Depressionen, Herzerkrankungen, Gewichtszunahme und Schlafstörungen. Es gibt mehrere Möglichkeiten, den Cortisolspiegel zu senken und Ihre Gesundheit zu verbessern. Dazu gehören regelmäßige körperliche Betätigung, eine gesunde Ernährung, ausreichend Schlaf, Achtsamkeits- und Entspannungstechniken wie Yoga und Meditation sowie die Pflege enger sozialer Beziehungen. Indem Sie Stress bewältigen und den Cortisolspiegel unter Kontrolle halten, können Sie Ihre körperliche und geistige Gesundheit verbessern.

Um den Cortisolspiegel zu senken, sollten Sie Folgendes beachten:

- **Regelmäßige körperliche Betätigung:** Regelmäßige körperliche Betätigung kann den Cortisolspiegel senken und Ihre Stimmung verbessern.

- **Ausgewogene Ernährung:** Eine ausgewogene Ernährung mit ausreichenden Mengen aller wichtigen Nährstoffe kann Ihrem Körper helfen, Stress besser zu bewältigen.

- **Stressbewältigungstechniken:** Praktiken wie Yoga, Meditation, Achtsamkeit und tiefes Atmen können helfen, Stress abzubauen und den Cortisolspiegel zu senken.

- **Ausreichend Schlaf:** Legen Sie Wert darauf, jede Nacht ausreichend und qualitativ hochwertigen Schlaf zu bekommen. Schlafmangel kann den Cortisolspiegel erhöhen.

- **Soziale Bindungen:** Zeit mit Freunden und Familie zu verbringen, sich mit anderen auszutauschen und Spaß zu haben, kann ebenfalls dazu beitragen, den Cortisolspiegel zu senken.

Kapitel 7

Mehr Omega-3?

7.1 Wie kann ich mehr Omega-3 in meine täglichen Mahlzeiten einbauen

Wie können Sie eine gute Omega-3-Versorgung in Ihre Ernährung integrieren? Wissen Sie, woher Ihr Omega-3 stammt und ob es ranzig ist? Wie hoch ist der absolute Gehalt an Omega-6 in diesen Lebensmitteln?

Traditionell sind die einzigen sicheren Lebensmittel, die der Mensch verzehrt, frischer Fisch und grasgefüttertes Rindfleisch, das seit der neolithischen Agrarrevolution die Hauptquelle für Omega-3 ist. Natürlich ist der Verzehr von Wild ideal, aber die Rückkehr zu einer Lebensweise wie die der Jäger und Sammler scheint derzeit unmöglich zu sein, auch wenn die Verfügbarkeit von Wild oder Wildbret sicherlich manchmal eine Option ist.

Im Folgenden finden Sie einige Strategien, mit denen Sie sicherstellen können, dass Sie eine hochwertige Omega-3-Versorgung mit Ihrer Ernährung erhalten:

- ***Essen Sie fettigen Fisch:*** *Der Verzehr von fettem Fisch wie Lachs, Makrele, Sardinen und Forelle mindestens zweimal pro Woche kann eine gute Menge an EPA und DHA liefern, zwei Arten von Omega-3, die für die Gesundheit von Herz, Gehirn und Augen wichtig sind.*

- ***Grasgefüttertes Fleisch:*** *Grasgefüttertes Rindfleisch ist eine gute Omega-3-Quelle, wenn es mit Gras gefüttert wurde, und viel besser als getreidegefütterte Alternativen. Dies gilt auch für andere Arten von grasgefüttertem Fleisch wie Lamm- und Wildfleisch.*

- ***Chia- und Leinsamen:*** *Diese Samen sind ausgezeichnete Quellen für ALA, eine andere Art von Omega-3. Beachten Sie jedoch, dass ALA im Körper in EPA und DHA umgewandelt werden muss, um wirksam zu sein, und dieser Umwandlungsprozess kann ineffizient sein.*

- ***Mit Omega-3 angereicherte Lebensmittel:*** *Einige Lebensmittel sind mit Omega-3 angereichert, z. B. Eier und Joghurt. Es ist jedoch unwahrscheinlich, dass solche Verfahren sicherstellen, dass das Omega-3 in solchen verarbeiteten Lebensmitteln nicht ranzig wird. Es ist ein sehr empfindliches Molekül und oxidiert schnell, wenn es nicht in ganzen Lebensmitteln stabilisiert wird. Aus demselben Grund ist es unwahrscheinlich, dass Ihre Haustiere in den im Handel erhältlichen Tiernahrungen eine nennenswerte Menge an stabilem Omega-3 erhalten.*

- ***Algen und Seetang:*** *Wenn Sie Vegetarier oder Veganer sind, können diese eine hervorragende Quelle für Omega-3 sein. Sie sind in verschiedenen Formen erhältlich, z. B. als Nahrungsergänzungsmittel, Snacks oder als Zutaten für veganishes Sushi.*

- ***Walnüsse:*** *Diese Nüsse sind eine gute pflanzliche Quelle für Omega-3. Sie enthalten jedoch nur eine beträchtliche Menge an ALA und wenig oder gar kein EPA oder DHA. Darüber hinaus enthalten verarbeitete, geschälte und verpackte Nüsse wahrscheinlich nur Omega-6.*

- ***Nahrungs-Ergänzungen:*** *Höchstwahrscheinlich werden Sie es schwierig finden, genügend Omega-3 über Ihre Ernährung aufzunehmen, und Sie sollten hochwertige stabilisierte Nahrungsergänzungsmittel in Betracht ziehen.*

Recherchieren Sie und wählen Sie eine seriöse Marke, um sicherzustellen, dass Sie ein qualitativ hochwertiges, nicht verderbliches Produkt erhalten. Die wahrscheinlich einzige Möglichkeit, um herauszufinden, ob Ihr Nahrungsergänzungsmittel richtig funktioniert, ist ein regelmäßiger Test der Blutfettsäuren (z. B. nach 6 Monaten). Wenn Sie jedoch mit minderwertigen Produkten experimentieren, verlieren Sie wertvolle Zeit. Tests zeigen, dass die meisten Produkte leider ranzig sind (siehe Anhang). Nach meinem derzeitigen Kenntnisstand (Stand 2023) weisen nur Zinzino, Eqology und Norsan signifikante Testverbesserungen auf. Möglicherweise gibt es noch andere seriöse Omega-3-Marken, aber es ist nicht immer leicht zu überprüfen, nach welchen Kriterien die Tests von unabhängigen Lebensmittellabors die Produkte tatsächlich bewerten.

Hier sind einige zusätzliche Vorschläge zur Auswahl von Nahrungsergänzungsmitteln: #Nr. 1: Das Produkt muss erhebliche Mengen an Antioxidantien enthalten (Vitamin E und D allein reichen nicht aus); Nr. 2: Das Produkt muss einen nachweislich niedrigen TOTOX-Wert haben (siehe unten) und Nr. 3: Gelkapseln sind aufgrund des erhöhten Risikos der Sauerstoffeinwirkung in der Regel größeren Flüssigflaschen vorzuziehen.

Wenn Sie Vegetarier oder Veganer sind, ist die einzige Möglichkeit, EPA oder DHA zu erhalten, die eigene enzymatische Umwandlung von ALA (Ala-Linolsäure), die Sie z. B. aus nicht verfaulten Leinsamen gewinnen können. Es gibt Bestrebungen, veganes Omega-3 aus Algen zu gewinnen, aber diese Öle haben derzeit ähnliche oder schlimmere Probleme mit Ranzigkeit und Lagerung und auch einen viel geringeren EPA-Gehalt. Außerdem fehlen in diesen aus Algen hergestellten Ölen seltene Omega-3-Arten, die nur in frischen Kaltwasserfischen in angemessenen Mengen vorkommen.

Weitere Tabellen zum Omega-3-Gehalt in verschiedenen Lebensmitteln finden Sie im Anhang. Ganz oben auf der Liste stehen aber sicherlich gut konservierte Sardinen, Makrelen oder Lachs. Auch Fischrogen ist eine Option. Je wärmer das Klima, in dem der Fisch lebt, und je größer er ist, desto geringer ist sein Omega-3-Gehalt. Schalentiere sollten aufgrund ihrer allergenen Eigenschaften auf ein Minimum reduziert werden.

Rindfleisch sollte mit Gras gefüttert und mit Gras gefüttert werden (nicht in einem Mastbetrieb). Rindfleisch sollte frisch sein oder bei sehr niedrigen Temperaturen tiefgefroren und nur einmal aufgetaut werden. Die Qualität von Geflügel und Schweinefleisch hängt davon ab, womit die Tiere gefüttert wurden. Im Allgemeinen ist der Entzündungsindex dieser Fleischsorten aufgrund der Fütterung mit Getreide und Samen höher.

Außerdem sollten die Samen frisch verarbeitet oder tiefgefroren sein. Nüsse sollten frisch, unverarbeitet und noch in ihrer ursprünglichen Schale erhalten sein. Im Allgemeinen sind alle Nüsse, mit Ausnahme der Walnüsse, stark entzündungsfördernd. Achten Sie auch auf die absoluten Mengen an entzündungsförderndem Omega-6 und nicht nur auf das Verhältnis des Entzündungsindexes. Beispiele finden Sie im Anhang. Walnüsse zum Beispiel gelten als Omega-3-Supernahrungsmittel. Sie enthalten jedoch auch eine beträchtliche Menge an Omega-6 (bis zu 38 %). Wenn also der Omega-3-Gehalt ranzig ist, ist das Endergebnis entzündlich.

Alle Pflanzenöle sind hochgradig entzündungsfördernd! Kochen Sie mit gesättigten Fetten wie Schmalz, Butter und Kokosnuss.

Verwenden Sie Oliven- oder Avocadoöl nur sparsam, da diese Öle noch größere Mengen an Omega-6 enthalten.

Im Anhang finden Sie den Omega-6-Gehalt gängiger pflanzlicher und tierischer Lebensmittel.

7.2 Die Richtigen Omega-3-Nahrungs-Ergänzungsquellen

Die richtige Quelle für Omega-3-Nahrungsergänzungsmittel ist diejenige, die einen Nutzen eines verbesserten Omega-6/3-Index zeigt. Nach 5-9 Monaten sollten Sie Ihre Erythrozytenmembranen (kein flüssiges Blut) auf diesen Index testen, und er sollte weitgehend verbessert sein und unter 4:1 liegen. Oft kann man die Ranzigkeit eines Nahrungsergänzungsmittels feststellen, indem man eine Gelkappe öffnet und daran riecht. Wenn das Produkt Verdauungsstörungen und Aufstoßen verursacht, ist es höchstwahrscheinlich ranzig. Nahrungsergänzungsmittel müssen durch geeignete Antioxidantien gegen Oxidation stabilisiert werden. Vitamin E und D sind für diesen Zweck nicht effizient genug, da ihr Redoxpotenzial zu gering ist.

Ranzige Omega-3-Ergänzungen können oxidierte Lipide enthalten. Oxidation ist eine chemische Reaktion, die stattfindet, wenn Öle oder Fette mit Sauerstoff reagieren. Es handelt sich dabei um einen natürlichen Prozess, der bei jedem Öl, auch bei Omega-3-Fettsäuren, auftreten kann und durch die Einwirkung von Hitze, Licht oder Sauerstoff beschleunigt wird.

Oxidierte Omega-3-Fettsäuren können zur Bildung von schädlichen Verbindungen führen, wie z. B.:

Peroxide und Hydroperoxide: Dies sind die primären Oxidationsprodukte, die instabil sind und weiter in sekundäre Produkte zerfallen.

Aldehyde, Ketone und Alkenale: Diese Sekundärprodukte sind stabiler und können sich im Öl anreichern. Sie können schon in geringen Mengen schädlich sein. Vor allem Aldehyde werden mit einem erhöhten Risiko für Herzkrankheiten und andere Erkrankungen in Verbindung gebracht.

Transfette: Auch wenn dies bei industriell verarbeiteten Fetten häufiger vorkommt, können einige Oxidationsprozesse zur Bildung von Transfetten führen, die mit Herzkrankheiten und anderen Gesundheitsproblemen in Verbindung gebracht werden.

Der Verzehr ranziger Öle kann Verdauungsbeschwerden wie Durchfall oder Krämpfe verursachen. Langfristig kann er zu erhöhtem oxidativem Stress und Entzündungen führen, die Risikofaktoren für viele chronische Krankheiten, einschließlich Herzkrankheiten und Krebs, sind. [96, 138]

Daher ist es wichtig, Omega-3-Nahrungsergänzungen entsprechend den Empfehlungen des Herstellers zu lagern, in der Regel an einem kühlen, dunklen Ort, und sie vor dem Verfallsdatum zu verbrauchen. Auch die Qualität ist von entscheidender Bedeutung. Kaufen Sie Ihre Nahrungsergänzungsmittel bei seriösen Anbietern, die eine Prüfung durch Dritte auf Oxidation und den so genannten TOTOX-Wert nachweisen können.

Der TOTOX-Wert (Total Oxidation) ist ein Maß für die Frische und Qualität von Ölen, einschließlich Omega-3-Nahrungsergänzungsmitteln, das häufig verwendet wird. Er ist ein zusammengesetztes Maß für die primären und sekundären Oxidationsprodukte im

Öl. TOTOX wird nach der folgenden Formel berechnet: TOTOX = 2 x PV (Peroxidwert) + AV (Anisidinwert)

Die Peroxidzahl (PV) gibt den Gehalt an primären Oxidationsprodukten an, d. h. die ersten Nebenprodukte, die entstehen, wenn Fette und Öle zu oxidieren beginnen. Diese Verbindungen können zu sekundären Oxidationsprodukten abgebaut werden.

Der Anisidinwert (AV) misst die sekundären Oxidationsprodukte, wie z. B. Aldehyde, die bei der weiteren Zersetzung der Primärprodukte entstehen. Diese Verbindungen sind für den ranzigen Geruch und Geschmack verantwortlich, der mit verdorbenen Ölen in Verbindung gebracht wird, und können bei Einnahme schädlich sein.

Im Allgemeinen deutet ein niedriger TOTOX-Wert auf ein frischeres, hochwertigeres Öl hin. Die Global Organization for EPA and DHA Omega-3 (GOED) hat den höchstzulässigen TOTOX-Wert für Omega-3-Öle auf 26 festgelegt. Alles, was über diesem Wert liegt, gilt als nicht zum Verzehr geeignet.

Zusammenfassend würde ich kein Produkt empfehlen, das nicht die TOTOX-Wert-Testergebnisse einer dritten Partei und die Verbesserungen des Omega-6/3-Indexes durch Bluttests einer dritten Partei aufweist.

Schlussfolgerungen: Ihre Reise zu einem glücklicheren, gesünderen und erfolgreicheren Leben

Leider hat sich der Mensch nicht schnell genug entwickelt, um ausreichende Mengen dieser Fettsäuremoleküle zu produzieren. In unserer Geschichte auf diesem Planeten waren wir immer auf andere Arten, nämlich Weidetiere und Fische, angewiesen, um uns mit diesen Nährstoffen zu versorgen.

Die Rolle der Omega-3-Fettsäuren für die menschliche Gesundheit und die Evolution ist unglaublich wichtig. Der Mensch ist nicht in der Lage, diese essenziellen Fette in seinem Körper zu synthetisieren, was bedeutet, dass wir sie über die Nahrung aufnehmen müssen. Früher erhielten unsere Vorfahren wahrscheinlich reichlich Omega-3-Fettsäuren durch eine abwechslungsreiche Ernährung, die reich an Wild, Fisch und anderen Meeresfrüchten sowie an bestimmten Pflanzen und Samen war.

Heutzutage ist die typische westliche Ernährung stark auf Omega-6-Fettsäuren ausgerichtet, die in verarbeiteten Lebensmitteln und Fast Food im Überfluss vorhanden sind. Omega-6-Fettsäuren sind zwar in Maßen wichtig, aber ein unausgewogenes Verhältnis von Omega-6- zu Omega-3-Fettsäuren wird mit einer Reihe von Gesundheitsproblemen in Verbindung gebracht, von Herzkrankheiten und Diabetes bis hin zu kognitivem Abbau und Stimmungsstörungen.

Daher ist es wichtig, auf die Aufnahme dieser wichtigen Nährstoffe zu achten und ein ausgewogenes Verhältnis von Omega-6- zu Omega-3-Fettsäuren anzustreben. Dies kann durch eine Ernährung erreicht werden, die reich an Omega-3-Quellen wie fettem Fisch (Lachs, Makrele, Sardinen), Leinsamen, Chiasamen, Walnüssen und mit Omega-3 angereicherten Eiern ist, oder durch die Einnahme hochwertiger Omega-3-Ergänzungsmittel. Regelmäßige Tests des Omega-3-Spiegels können den Betroffenen helfen, ihre Fortschritte zu verfolgen und ihre Ernährung oder ihr Ergänzungsprogramm bei Bedarf anzupassen.

Meiner Meinung nach und wie eine Vielzahl von Forschungsergebnissen zeigt, sind Omega-3-Fettsäuren der wichtigste Bestandteil der menschlichen Gesundheit und Evolution, was die Notwendigkeit einer angemessenen und ausgewogenen Ernährung in unserer modernen Welt unterstreicht.

Sowohl Omega-3 als auch Vitamin D gelten heute als die wichtigsten Nutrazeutika. Der Begriff "Nutrazeutikum" setzt sich aus den Wörtern "Nutrition" (Ernährung) und "Pharmaceutical" (Arzneimittel) zusammen. Er bezieht sich auf ein Lebensmittel oder einen Lebensmittelbestandteil, das bzw. der über den reinen Nährwert hinausgehende gesundheitliche Vorteile bietet, oft mit dem Potenzial, verschiedene Krankheiten und Gesundheitszustände zu verhindern oder zu behandeln. Nutrazeutika können natürlich in Lebensmitteln vorkommen oder durch ein Herstellungsverfahren erzeugt und Lebensmitteln zugesetzt oder als Nahrungsergänzungsmittel konsumiert werden.

Omega-3 ist "Leben", da es die Lipidmembranen am Leben erhält und die Funktionalität aller Zellen davon abhängt.

Omega-3 hat direkte Auswirkungen auf: Sehkraft und Augengesundheit, Immunfunktion und Entzündungskontrolle, Zellteilung, mitochondriale Energieproduktion, Entgiftung der Leber, Fortpflanzung, Gehirn- und Nervengesundheit, Wundheilung und Stammzellenfunktion, Knochen-Sehnen-Muskel-Regeneration, Herz- und Lungengesundheit, sportliche Leistung, Verdauung, Blutdruck und Nierengesundheit, Zuckerstoffwechsel, Gehör, Gedächtnis, geistige Klarheit und vieles mehr. Die Verringerung der Entzündung steht im Mittelpunkt des Mechanismus dieser chronischen Krankheiten! Darüber hinaus neigen Menschen, die über dem 36. Breitengrad leben, zu einem hohen Vitamin-D-Mangel, und selbst in sonnigen Klimazonen meiden die Menschen heute aus Angst vor Krebs die Sonne.

Moderne Ernährungswissenschaftler sind sich einig: "Der Verzehr einer Vielzahl von Omega-3-reichen Fischen bietet zahlreiche gesundheitliche Vorteile, wie z. B. eine verbesserte kardiovaskuläre Gesundheit, geringere Entzündungen und eine bessere kognitive Funktion.

Bitte glauben Sie nicht nur an mein Wort! Lesen Sie von Fachleuten geprüfte klinische Studien und testen Sie regelmäßig Ihren Omega-6/3-Entzündungsindex und Ihren Vitamin-D-Spiegel.

Und schließlich, wenn Sie sich die Zeit genommen haben, Ihr Gehirn und Ihr Herz wieder nahezu voll funktionsfähig zu machen - ein Prozess, der bis zu einem Jahr oder länger dauern kann - ist es an der Zeit, sie zu nutzen. Seien Sie also geduldig und wundern Sie sich nicht über die Veränderungen, die sich in Ihrem allgemeinen Gesundheitszustand und in Ihrer neu gewonnenen Konzentrationsfähigkeit, Entschlossenheit und Ausdauer zeigen werden. Wenden Sie Methoden wie die Silva-Methode [100] an, um die Entwicklung Ihrer rechten Gehirnhälfte zu fördern und neue Funktionsbereiche in Ihrem Leben zu erschließen, die Sie noch nicht erforscht haben. Scheuen Sie sich nicht, Ihren Körper beim Training an neue Grenzen zu bringen und die Berge zu erklimmen, die Sie schon immer einmal besteigen wollten.

Und schließlich sollten Sie daran denken, dass Omega-3-Fischöl ein von der Natur gegebenes Nahrungsergänzungsmittel und kein künstliches Arzneimittel ist, auch wenn es Bestrebungen gibt, es zu einem Medikament zu entwickeln. Diese künstlichen Omega-3-Moleküle weisen nach wie vor schwerwiegende Nebenwirkungen auf. Generell empfehle ich, chemische Medikamente unter allen Umständen zu vermeiden!

Anhang

Bonus A

Ihre Go-To-Liste mit Omega-3-reichen Lebensmitteln

In Kapitel 2.1 haben wir bereits den Omega-3-Gehalt gängiger Lebensmittel aufgeführt. Pflanzliche Lebensmittel enthalten jedoch nur ALA-Omega-3, die Ihr Körper enzymatisch in EPA und DHA umwandeln müsste. Fische erhalten ihr EPA und DHA aus Algen. Das funktioniert folgendermaßen. Algen, einschließlich Mikroalgen, sind wichtige Quellen für Omega-3-Fettsäuren, insbesondere Eicosapentaensäure (EPA) und Docosahexaensäure (DHA). Die Synthese von EPA und DHA in Algen beinhaltet die Umwandlung von einfachen Fettsäuren in komplexere Fettsäuren. Dieser Prozess wird durch eine Reihe von Enzymen katalysiert, wie z. B. Desaturasen, die Doppelbindungen in die Fettsäurekette einführen, und Elongasen, die die Kette verlängern. Die Synthese dieser Fettsäuren in Algen findet in den Chloroplasten (dem Ort der Photosynthese) und dem endoplasmatischen Retikulum (einer Struktur, die an der Produktion von Lipiden und Proteinen beteiligt ist) statt. Es beginnt mit der Produktion von Alpha-Linolensäure (ALA), einer kurzkettigen Omega-3-Fettsäure. Diese wird dann durch die Wirkung der Enzyme Desaturase und Elongase in Stearidonsäure (SDA), dann in EPA und schließlich in DHA umgewandelt, ähnlich dem Umwandlungsprozess beim Menschen, jedoch mit einer viel effizienteren

Geschwindigkeit. Die Photosynthese liefert die Energie, die Algen zum Wachstum und zur Synthese einer Vielzahl von Verbindungen, einschließlich EPA und DHA, benötigen. Die Energie des Sonnenlichts wird eingefangen und in chemische Energie umgewandelt, die diese biosynthetischen Prozesse antreibt. Außerdem werden die von den Algen produzierten Fettsäuren, einschließlich EPA und DHA, in die Chloroplastenmembran (und die analogen Mitochondrien) integriert. Dies verbessert die Fluidität und Funktionalität der Membran, was wiederum den Photosyntheseprozess unterstützt. Die Synthese dieser Fettsäuren ist also sowohl ein Ergebnis als auch ein Beitrag zum Prozess der Photosynthese in Algen.

Warum sind Fischöle die bessere Quelle für Omega-3?

Den Omega-3-Gehalt gängiger Lebensmittel haben wir bereits in Kapitel 2.1 angegeben. Pflanzliche Lebensmittel enthalten jedoch nur ALA-Omega-3, die Ihr Körper enzymatisch in EPA und DHA umwandeln muss.

Fische erhalten ihr EPA und DHA aus Algen. Das funktioniert folgendermaßen. Algen, einschließlich Mikroalgen, sind wichtige Quellen für Omega-3-Fettsäuren, insbesondere Eicosapentaensäure (EPA) und Docosahexaensäure (DHA). Die Synthese von EPA und DHA in Algen beinhaltet die Umwandlung von einfachen Fettsäuren in komplexere Fettsäuren. Dieser Prozess wird durch eine Reihe von Enzymen katalysiert, wie z. B. Desaturasen, die Doppelbindungen in die Fettsäurekette einführen, und Elongasen, die die Kette verlängern.

Die Synthese dieser Fettsäuren in Algen findet in den Chloroplasten (dem Ort der Photosynthese) und dem endoplasmatischen Retikulum (einer Struktur, die an der Produktion von Lipiden und Proteinen beteiligt ist) statt. Es beginnt mit der Produktion von Alpha-Linolensäure (ALA), einer kurzkettigen Omega-3-Fettsäure. Diese wird dann durch die Wirkung der Enzyme Desaturase und Elongase in Stearidonsäure (SDA), dann in EPA und schließlich in DHA umgewandelt, ähnlich dem Umwandlungsprozess beim Menschen, jedoch mit einer viel effizienteren Geschwindigkeit. Die Photosynthese liefert die Energie, die Algen zum Wachstum und zur Synthese einer Vielzahl von Verbindungen, einschließlich EPA und DHA, benötigen. Die Energie des Sonnenlichts wird eingefangen und in chemische Energie umgewandelt, die diese biosynthetischen Prozesse antreibt.

Außerdem werden die von den Algen produzierten Fettsäuren, einschließlich EPA und DHA, in die Chloroplastenmembran (und die analogen Mitochondrien) integriert. Dies verbessert die Fluidität und Funktionalität der Membran, was wiederum den Photosyntheseprozess unterstützt. Die Synthese dieser Fettsäuren ist also sowohl ein Ergebnis als auch ein Beitrag zum Prozess der Photosynthese in Algen.

Warum ist Omega-3 in Algen stabil?

Phlorotannine sind eine Gruppe von Gerbstoffen, die in Braunalgen vorkommen und für ihre starken antioxidativen Eigenschaften bekannt sind. Es wird angenommen, dass diese Verbindungen die Oxidation von Omega-3-Fettsäuren verhindern können, was die Stabilität und Haltbarkeit des Fischöls erhöht. Was jedoch die Stabilisierung der Omega-3-Fettsäuren im Körper lebender Fische betrifft, so ist es wichtig zu wissen, dass die Fische die Omega-3-Fettsäuren nicht unbedingt durch Phlorotannine stabilisieren. Ihre Körper sind ständig dabei, diese Fette für die verschiedenen Zellfunktionen zu verstoffwechseln, und ihr frischer Verzehr (oder die sofortige Verarbeitung und angemessene Lagerung im Falle von Fischöl) mindert die Möglichkeit der Oxidation.

Verarbeitung Fischöl benötigt starke Antioxidantien. Sowohl Phlorotannine als auch Olivenpolyphenole haben eine hohe antioxidative Wirkung gezeigt. Vitamin E oder D oder Ascorbat sind in der Regel nicht ausreichend.

Fish	Omega-3 (grams per 100g)	Omega-6 (grams per 100g)	Omega-6/Omega-3 ratio
Salmon	2.6	0.2	0.08
Mackerel	2.7	0.05	0.02
Tuna	1.1	0.09	0.08
Sardines	1.7	0.14	0.08
Trout	1.2	0.4	0.33
Herring	1.7	0.2	0.12
Halibut	0.4	0.1	0.25

Tabelle: Omega-6/3-Index im Vergleich.

Bitte beachten Sie, dass es sich bei diesen Zahlen nur um Schätzungen handelt, die von vielen Faktoren abhängen, darunter das Alter der Fische, ihre Ernährung, die Wassertemperatur und die jeweilige Fischart. Achten Sie stets darauf, Fisch aus nachhaltigen Quellen zu verzehren, um die Gesundheit unserer Ozeane zu erhalten.

Fish Species	DHA (mg)	EPA (mg)	Total Omega-3 (mg)

Salmon (Atlantic)	1425	774	2199
Mackerel (Atlantic)	982	698	1680
Herring (Atlantic)	944	710	1654
Sardines (Atlantic)	509	473	982
Trout (Rainbow)	859	277	1136
Tuna (Albacore)	751	228	979
Anchovies	694	211	905
Arctic Char	763	134	897
Halibut	534	134	668
Cod (Pacific)	129	193	322
Tilapia	111	40	151

Tabelle: DHA- und EPA-Mengen verschiedener Fischarten (Näherungswerte).

Nüsse sind im Allgemeinen sehr entzündlich

Nüsse sind reich an ungesättigten Fetten, die anfällig für Oxidation sind. Sobald die Nuss geschält oder geknackt wird, sind diese Fette dem Sauerstoff, Licht und Wärme ausgesetzt, was den Oxidationsprozess beschleunigen und zum Ranzigwerden führen kann. Vorgeschälte oder geknackte Nüsse können daher möglicherweise schneller ranzig werden als Nüsse in der Schale.

Das Problem ist, dass Nüsse von vornherein viel mehr Omega-6- als Omega-3-Fettsäuren enthalten, und Omega-3-Fettsäuren sind am leichtesten zu oxidieren. Daher ist es am besten, nur ganze Nüsse zu verwenden und sie selbst zu knacken.

Die Haltbarkeit einer Nuss ohne Schale hängt von mehreren Faktoren ab, unter anderem von der Art der Nuss, der Art der Lagerung und den Umgebungsbedingungen, denen sie ausgesetzt ist.

Um die Haltbarkeit zu verlängern und ein Ranzigwerden zu vermeiden, sollten Nüsse an einem kühlen, dunklen und trockenen Ort gelagert werden. Durch Kühlen oder Einfrieren lässt sich die Frische weiter verlängern. Auch die Vakuumversiegelung oder das Verpacken unter Schutzgas kann die Oxidation verringern.

Es ist jedoch zu beachten, dass Nüsse trotz dieser Vorsichtsmaßnahmen aufgrund des natürlichen Abbaus der in ihnen enthaltenen Fette irgendwann ranzig werden können.

Außerdem ist zu beachten, dass Ranzigwerden nicht bedeutet, dass das Lebensmittel nicht mehr genießbar ist. Ranzigkeit beeinträchtigt in erster Linie Geschmack und Geruch. Der Verzehr von ranzigen Lebensmitteln bietet jedoch möglicherweise nicht den gleichen Nährwert wie frische Lebensmittel und kann potenziell schädliche Verbindungen enthalten, die während des Oxidationsprozesses entstehen.

Es ist auch wichtig zu wissen, dass kommerziell verpackte Nussmischungen auch zugesetzte Öle, Süßstoffe oder Salz enthalten können, die die Stabilität und das potenzielle Ranzigwerden des Produkts beeinflussen können.

Wenn Sie eine Veränderung des Geruchs oder Geschmacks der Nüsse feststellen (sie können nach Farbe riechen oder einen bitteren oder sauren Geschmack haben), sollten Sie sie nicht verzehren, da sie wahrscheinlich ranzig sind.

Die folgende Tabelle zeigt die 10 am häufigsten verzehrten Nüsse, darunter Mandeln und Erdnüsse, mit ihrem ungefähren Gehalt an Alpha-Linolensäure (ALA) und Omega-6-Fettsäuren. Die Werte sind pro 100 Gramm (3,5 Unzen) Nüsse angegeben.

Nut Type	Omega-3 (g/100g)	Omega-6 (g/100g)	Omega-6/3 Ratio
Walnuts	9.08	38.09	4.2
Almonds	0.0035	12.07	3448
Pistachios	0.173	13.455	77.8
Cashews	0.062	7.782	125.5
Hazelnuts	0.025	7.92	316.8
Brazil nuts	0.018	20.577	1143.2
Pine nuts	0.095	33.8	355.8
Pecans	1.0	21.6	21.6
Macadamias	0.058	1.5	25.9
Peanuts	0.0034	15.56	4576

Tabelle: Der entzündliche Omega-6/3-Index steigt, wenn das empfindliche Omega-3 oxidiert und Omega-6 relativ angereichert wird.

Tabelle der gebräuchlichen pflanzlichen Öle

Ungefähre Aufschlüsselung der Zusammensetzung von Pflanzenölen (die Mengenangaben beziehen sich auf 100 g Öl):

Oil Type	Omega-3 (g)	Omega-6 (g)	Omega-9 (g)	Saturated Fat (g)
Coconut	0	1.8	6	87
Palm	0.2	9.7	42.8	49.3
Olive	0.8	9.8	73	14
Avocado	1	9.8	67	20
Peanut	0	32	47	17
Canola	9.1	28.1	56.1	7.4
Rice Bran	1.2	35	38.4	25

Corn	1.2	52.9	27.6	15
Cottonseed	0	51.5	18.5	26
Grape Seed	0.1	69.6	16.1	10
Sunflower	0.2	65.7	19.5	10
Soy	7.0	50.4	22.8	15.6

Tabelle: Bei diesen Mengen handelt es sich um Näherungswerte, und die genauen Werte können je nach Extraktionsmethode, Veredelungsverfahren und anderen Faktoren variieren.

Wie der Omega-6/3-Test funktioniert

Sehr wichtig: Ein Omega-3-Bluttest sollte immer auf die Langzeitmembranen der roten Blutkörperchen (RBC) untersucht werden. Ein "Flüssigblut"-Test der nicht die RBC-Membrane untersucht, ist nicht repräsentativ für Ihren Gesundheitszustand. Er kann je nach aktueller Ernährung stark schwanken.

Der Omega-3-Fettsäurespiegel im Blut kann mit einem DBS-Test (Dried Blood Spot) bestimmt werden. Der Test ist einfach und nicht invasiv, so dass er sich für den Einsatz in der Klinik und die auch von zu Hause eignet.

Oil Type	Omega-6/3 Ratio	Saturated Fat (%)
Coconut	(No Omega-3)	87
Palm	48.5	49.3
Olive	12.25	14
Avocado	9.8	20
Peanut	(No Omega-3)	17
Canola	3.09	7.4
Rice Bran	29.2	25
Corn	44.1	15

Cottonseed	N/A	26
Grape Seed	696	10
Sunflower	328.5	10
Soy	7.2	15.6

Tabelle: Vergleich des entzündlichen Omega-6/3-Index im Vergleich zur Menge an gesättigten Fetten.

Ein typisches Test Protokoll:

Mit einer Lanzette wird ein kleiner Stich in den Finger gemacht, ähnlich wie bei einem Glukosetest für Diabetiker. Im Gegensatz zu diesen Glukosetests wird jedoch nicht das flüssige Blut, sondern die Erythrozytenmembranen im Labor untersucht. Ein Blutstropfen wird dann auf eine speziell vorbereitete Karte gegeben.

- Die Karte wird mehrere Minuten lang getrocknet.
- Nach dem Trocknen kann die Karte in einem speziellen Umschlag an ein Labor geschickt werden, ohne dass sie gekühlt werden muss.
- Im Labor werden die getrockneten Blutflecken auf Omega-3-Fettsäuren, einschließlich EPA und DHA, untersucht. Die Werte werden normalerweise als Prozentsatz der Gesamtfettsäuren angegeben.
- The Omega-3 index, or the combined percentage of EPA and DHA, is commonly used to assess the Omega-3 status in the blood. A higher Omega-3 index is generally associated with a lower risk of heart diseases.

Der Omega-3-Index (der kombinierte Anteil von EPA und DHA) wird üblicherweise zur Bewertung des Omega-3-Status im Blut verwendet. Ein höherer Omega-3-Index wird im Allgemeinen mit einem geringeren Risiko an Herzkrankheiten verbunden.

Diese Art der Untersuchung ist sehr einfach, weil sie zu Hause durchgeführt werden kann und die Probe während des Transports ins Labor stabil bleibt. Allerdings, ist jedoch zu beachten, dass sie wie alle Tests einer gewissen Variabilität unterliegt, und die Ergebnisse sollten im Zusammenhang mit dem Gesamtgesundheit und Lebensstil der Person interpretiert werden sollten.

Die Schwellenwerte liegen bei +8 %, was in der Regel einem Omega-6/3-Index von weniger als 4:1 entspricht.

Der durchschnittliche natürliche EPA-Gehalt im Blut wird mit3,6 % empfohlen, der von DHA liegt bei 4,7 %, und beide zusammen müssen über 8 %, vorzugsweise 10 %, liegen. Der tägliche Bedarf an marinem Omega-3 EPA und DHA hängt vom Körpertyp und vom Bedarf ab. Z.B.. ein Sportler hat einen viel höheren Bedarf an DHA. Über 90 % der Bevölkerung testet mit Indizes von deutlich unter 4%. Ein Erwachsener mit einem Gewicht von 80 kg muss täglich etwa 3 Gramm Omega-3 (EPA + DHA) täglich zu sich nehmen, um ihren Omega-3-Spiegel (EPA + DHA) auf über 8 % zu bringen.

Bonus B

Häufig gestellte Fragen zu Omega-3-Ergänzungen

Ausführliche wissenschaftliche Informationen zu Omega-3 finden Sie unter: Omega3health.us/science/

Zusätzliche Lektüre und Ressourcen für die Frage, welche Nahrungsergänzungsmittel wirken und welche nicht, sowie ein Ernährungsleitfaden für Ihre Omega-3-Reise

Was können Sie tun, um Ihr Leben in einfachen Schritten zu verbessern, ohne den Stress, jeden Tag an 50 Nahrungsergänzungsmittel denken zu müssen und regelmäßig gute Lebensmittel zu essen? Hier sind einige Strategien, um sich an die tägliche Einnahme von Nahrungsergänzungsmitteln zu erinnern:

Verbinden Sie es mit einer Gewohnheit: Verbinden Sie die Einnahme von Nahrungsergänzungsmitteln mit einer Gewohnheit, die bereits fest in Ihrem Tagesablauf verankert ist. Das kann das Zähneputzen, das Frühstück oder auch das Duschen sein.

Setzen Sie Erinnerungen: Nutzen Sie die Technologie zu Ihrem Vorteil. Stellen Sie eine tägliche Erinnerung oder einen Alarm auf Ihrem Telefon oder Smartgerät ein. Es gibt auch viele Apps, die speziell dafür entwickelt wurden, um Sie an die Einnahme Ihrer Medikamente und Nahrungsergänzungsmittel zu erinnern.

Sichtbarer Ort: Bewahren Sie Ihre Nahrungsergänzungsmittel an einem Ort auf, an dem Sie sie jeden Tag sehen, z. B. auf dem Nachttisch, der Küchentheke oder in der Nähe Ihrer Kaffeemaschine.

Wenn Sie absolut nicht den Überblick über zu viele Pillen behalten können, können Sie einen Pill Organizer verwenden: Dies sind praktische Hilfsmittel, vor allem, wenn Sie mehrere Nahrungsergänzungsmittel einnehmen müssen. Sie helfen Ihnen nicht nur dabei, sich an die Einnahme zu erinnern, sondern auch zu verfolgen, ob Sie sie bereits eingenommen haben.

In die Mahlzeiten einbeziehen: Wenn Ihre Nahrungsergänzungsmittel mit dem Essen eingenommen werden müssen, sollten Sie sie routinemäßig während einer Ihrer regelmäßigen Mahlzeiten einnehmen.

Routine ausnutzen: Wenn Sie einen relativ regelmäßigen Tagesablauf haben, sollten Sie versuchen, Ihre Nahrungsergänzungsmittel in diese bestehende Struktur einzubauen. Wenn Sie zum Beispiel immer ein Schnapsglas am Esstisch stehen haben. Nehmen Sie Ihr flüssiges Omega-3-Öl mit einer 50/50-Wasser-Mischung ein.

Hinweis: Wir empfehlen, Nahrungsergänzungsmittel immer mit einer Mahlzeit und nicht auf nüchternen Magen einzunehmen.

Denken Sie daran, dass es Zeit braucht, eine neue Gewohnheit zu entwickeln. Bleiben Sie dabei, und bald wird es ein normaler Teil Ihrer täglichen Routine werden.

Weitere wissenschaftliche Informationen zu Nahrungsergänzungsmitteln finden Sie unter Omega3health.us/do-supplements-work.

Für eine umfassende Suche nach allgemeinen Nahrungsergänzungsmitteln und Nährwertangaben können Sie hier nachsehen:

www.webmd.com/diet/health-benefits-flaxseed

Bonus C

Fett Wissenschaft: Lipide und Cholesterin

- Werfen wir einen Blick darauf, was Lipide im Körper wirklich tun.

- Laut einer Studie, die im Journal of Lipid Research veröffentlicht wurde, machen Lipide etwa 40 % des Trockengewichts einer typischen Säugetierzelle aus! Lipide sind eine Gruppe natürlich vorkommender Moleküle, zu denen Fette, Wachse, Sterole, Monoglyceride, Diglyceride und Triglyceride gehören. Auch fettlösliche Vitamine (wie die Vitamine A, D, E und K) können als Lipide betrachtet werden. Aber im Allgemeinen werden Membranlipide wie Phospholipide mit unterschiedlichen Längen und Sättigungsgraden sowie zahlreiche Glycerolipide und Glycerophospholipide durch die Kombination verschiedener Fettsäuren mit einem Glycerin-Grundgerüst gebildet.

- Es gibt über 1000 Arten von Lipiden: Sphingolipide, die vor allem in den Zellmembranen des Nervensystems vorkommen, und Sterolipide, wie Cholesterin, machen die Lipidfamilie noch vielfältiger. Sie alle sind wichtig für die vielen verschiedenen biologischen Funktionen wie Energiespeicherung, Isolierung des Körpers und Bildung von Zellmembranen.

- Lipide zeichnen sich dadurch aus, dass sie sich nicht in Wasser auflösen können (sie sind hydrophob). Stattdessen funktionieren sie wie seifenartige Moleküle und können nur in organischen Lösungsmitteln wie Chloroform und einigen Alkoholen gelöst werden.

- Zu den wichtigsten biologischen Funktionen der Lipide gehören:
- Energiespeicherung: Lipide, insbesondere Triglyceride, sind eine hochkonzentrierte Form der Energiespeicherung. Wenn der Körper Energie benötigt und diese nicht sofort in Form von Glukose im Blutkreislauf verfügbar ist, verwendet er Lipide, um den Energiebedarf zu decken.
- Struktur der Zellmembran: Lipide, insbesondere Phospholipide, bilden die Grundstruktur der Zellmembranen. Sie bilden eine Lipiddoppelschicht, wobei die polaren (hydrophilen) Köpfe der Phospholipide nach außen in Richtung der wässrigen Umgebung und die unpolaren (hydrophoben) Schwänze nach innen gerichtet sind. Durch diese Struktur entsteht eine semipermeable Membran, die eine Regulierung der in die Zelle eintretenden und aus ihr austretenden Substanzen ermöglicht.
- Isolierung und Schutz: Das Fett im Körper dient der Isolierung und dem Schutz der Organe sowie der Isolierung des Körpers zur Aufrechterhaltung der Körpertemperatur.
- Hormonproduktion: Einige Arten von Lipiden, wie z. B. Cholesterin, spielen eine wesentliche Rolle bei der Produktion von Hormonen, einschließlich Steroidhormonen wie Östrogen und Testosteron.
- Vitamin-Absorption: Nahrungsfette helfen bei der Aufnahme der fettlöslichen Vitamine A, D, E und K im Darm. Diese Vitamine sind für eine Reihe von Körperfunktionen, wie Knochengesundheit, Sehkraft und Blutgerinnung, entscheidend.

In der Zellmembran spielt ein Lipid eine wichtige Rolle mit mehreren Schlüsselfunktionen

- Strukturelle Integrität: Lipide bilden die Hauptstrukturkomponente der Zellmembranen, wobei Phospholipide am häufigsten vorkommen. Diese haben einen hydrophilen (wasseranziehenden) Kopf und zwei hydrophobe (wasserabweisende) Schwänze. Das Ergebnis ist eine Phospholipid-Doppelschicht, bei der die hydrophilen Köpfe nach außen und die hydrophoben Schwänze einander zugewandt sind. Diese Struktur bildet eine Barriere zwischen der Zelle und ihrer äußeren Umgebung und ermöglicht gleichzeitig die Flexibilität und Fluidität der Zellmembran.

- Regulierung der Membrandurchlässigkeit: Die Lipiddoppelschicht bestimmt, welche Stoffe in eine Zelle hinein und aus ihr heraus gelangen können. Kleine, unpolare Moleküle können oft direkt durch die Lipiddoppelschicht gelangen, während Ionen und größere, polare Moleküle spezifische Transportproteine benötigen.

- Signaltransduktion: Lipide können auch an der Signaltransduktion durch die Membran beteiligt sein. Bestimmte Lipide können selbst als Signalmoleküle oder als Teil eines größeren Signalkomplexes wirken. Zum Beispiel können Phospholipide als Reaktion auf extrazelluläre Signale gespalten werden, um sekundäre Botenstoffe zu bilden.

- Funktion von Membranproteinen: Lipide in der Zellmembran können die Funktion von Membranproteinen beeinflussen, indem sie deren Struktur, Lokalisierung und Wechselwirkungen mit anderen Molekülen beeinflussen.

- Energiespeicherung, wie bereits erwähnt: Bestimmte Arten von Lipiden, wie z. B. Triglyceride, sind für die Energiespeicherung wichtig.

- Die Rolle von Cholesterin: In tierischen Zellen ist Cholesterin ein wesentlicher Bestandteil der Zellmembran. Es reguliert die Fließfähigkeit der Membran und verhindert, dass Fettsäureketten aneinander kleben, so dass die Membran nicht zu starr oder zu flüssig wird.

- Bildung von Lipid-Flößen: Bestimmte Lipide können sich mit bestimmten Proteinen zu Lipid Rafts zusammenlagern, die an verschiedenen zellulären Prozessen wie der Signalübertragung, der Proteinsortierung und dem Membranverkehr beteiligt sind.

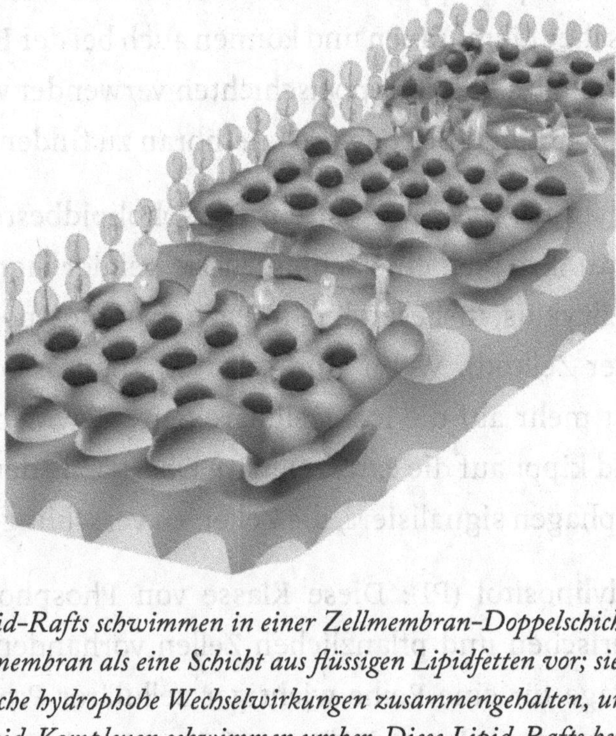

Abb. 34: Lipid-Rafts schwimmen in einer Zellmembran-Doppelschicht. Stellen Sie sich die Zellmembran als eine Schicht aus flüssigen Lipidfetten vor; sie wird passiv durch schwache hydrophobe Wechselwirkungen zusammengehalten, und Flöße aus Protein-Lipid-Komplexen schwimmen umher. Diese Lipid-Rafts benötigen eine gute Versorgung mit Omega-3.

Was sind Lipide?

Phosphatidylethanolamine (PE): Dies ist eine Klasse von Phospholipiden, die in biologischen Membranen vorkommen. Sie werden von allen lebenden Zellen synthetisiert und sind vor allem in Nervengeweben zu finden. PE helfen bei der Membranfusion und bei der Demontage des kontraktilen Rings während der Zytokinese. Reich an DHA, einer wichtigen Omega-3-Fettsäure, die die Gesundheit des Gehirns unterstützt.

Phosphatidylcholine (PC): Dies ist eine Klasse von Phospholipiden, die Cholin als Kopfgruppe enthalten. Sie sind ein Hauptbestandteil biologischer Membranen und können auch bei der Herstellung von Liposomen und Lipiddoppelschichten verwendet werden. PC ist häufig im äußeren Blatt der Zellmembran zu finden.

Phosphatidylserin (PS): Dies ist ein Phospholipidbestandteil der Zellmembran. Es spielt eine Schlüsselrolle bei der Signalübertragung im Zellzyklus, insbesondere in Bezug auf die Apoptose (programmierter Zelltod). Wenn eine Zelle die Apoptose durchläuft, ist PS nicht mehr auf die intrazelluläre Seite der Membran beschränkt und kippt auf die extrazelluläre Oberfläche der Zelle, was den Makrophagen signalisiert, die Zellen zu verschlingen.

Phosphatidylinositol (PI): Diese Klasse von Phospholipiden ist in allen tierischen und pflanzlichen Zellen vorhanden. PI bildet die Grundlage für eine Reihe wichtiger zellulärer Prozesse, insbesondere für Signaltransduktionspfade. Die phosphorylierten Formen von PI, die so genannten Phosphoinositide, spielen eine entscheidende Rolle bei der Lipidsignalübertragung, der Zellsignalisierung und dem Membranverkehr.

Phospholipide sind eine Klasse von Lipiden, die ein Hauptbestandteil aller Zellmembranen sind. Sie können aufgrund ihrer amphiphilen Eigenschaft Lipiddoppelschichten bilden, und jeder "Kopf" hat eine andere Funktion, um die Zelle im Körper zu lenken, mit benachbarten Proteinen zu interagieren und hormonelle Botschaften zu signalisieren. Jede Zellorganelle und jede andere funktionelle Zelle benötigt die richtigen Nährstoffe, um ihre Kopfgruppe und das richtige Omega-3 zu bilden. Wenn Omega-3 nicht verfügbar ist, wird das Lipid zu Omega-6, Omega-9 oder Cholesterin "herabgestuft". Die Forschung zeigt, dass die Zellen fast immer Omega-3 gegenüber Omega-6 bevorzugen und dass nur ein gewisser Anteil an gesättigten Fetten verwendet werden kann, um die Membranflüssigkeit und die Rafts funktionsfähig zu halten. Omega-3- und Omega-6-Fettsäuren gehören zu den mehrfach ungesättigten Fettsäuren (PUFAs). PUFAs sind von entscheidender Bedeutung für die Bildung flexibler und flüssiger Zellmembranen, die ein ordnungsgemäßes Funktionieren der Zellen ermöglichen, einschließlich der Teilung, der Kommunikation und des Transports von Materialien in und aus der Zelle. Sie tragen auch zur Bildung von Lipid Rafts bei, das sind Mikrodomänen in der Zellmembran, die die zelluläre Signalübertragung erleichtern.

Der menschliche Körper kann Omega-3- und Omega-6-Fettsäuren nicht selbst herstellen, weshalb sie auch als essenzielle Fettsäuren bezeichnet werden. Sie müssen über die Nahrung zugeführt werden. Beide Arten von Fettsäuren sind zwar wichtig für die Gesundheit, doch ist es von entscheidender Bedeutung, ein ausgewogenes Verhältnis zwischen Omega-6- und Omega-3-Fettsäuren aufrechtzuerhalten. Ein Ungleichgewicht, d. h. eine Ernährung mit einem hohen Anteil an Omega-6- und einem niedrigen Anteil an Omega-3-Fettsäuren, kann zu systemischen Entzündungen und chronischen Krankheiten beitragen.

Gesättigte Fette hingegen können die Zellmembranen verhärten, wenn sie in großen Mengen vorhanden sind. Dies kann die Zellfunktionen stören und zur Entstehung verschiedener Gesundheitsprobleme wie Herzkrankheiten und Schlaganfall beitragen. Gesättigte Fette sind zwar nicht per se schlecht und werden in gewissem Umfang für eine optimale Gesundheit benötigt, doch sollte ihre Aufnahme durch die Aufnahme von ungesättigten Fetten, einschließlich Omega-3- und Omega-6-Fettsäuren, ausgeglichen werden.

Die Bildung und Funktionalität von Membranstrukturen wie Endosomen hängt von der Fließfähigkeit und Flexibilität mehrfach ungesättigter Fettsäuren (PUFAs) wie Omega-3 und Omega-6 ab. Diese Fettsäuren befinden sich häufig in der äußeren Schicht der Lipiddoppelschicht und sorgen für die notwendige Flexibilität bei der Endozytose, einem Prozess, bei dem sich die Membran nach innen biegt, um eine Tasche oder ein Vesikel zu bilden, das Substanzen in die Zelle transportiert.

Die innere Schicht der Lipiddoppelschicht ist dagegen eher mit gesättigten Fettsäuren bestückt. Diese haben geradere Ketten und liegen dichter beieinander, was der Membran Struktur und Stabilität verleiht.

Diese asymmetrische Verteilung der Fettsäuren in der Lipiddoppelschicht und das Gleichgewicht zwischen gesättigten und ungesättigten Fettsäuren ist entscheidend für die Gesamtfunktion und Gesundheit der Membran. Sie wirkt sich nicht nur auf Prozesse wie die Endozytose aus, sondern auch auf verschiedene andere Membranfunktionen wie die Signaltransduktion, die Proteinfunktion und die Bildung von Lipid Rafts.

Bei der Exozytose, einem Prozess, bei dem die Zelle Moleküle in Vesikeln aus der Zelle transportiert, muss die Lipiddoppelschicht des Vesikels mit der äußeren Membran der Zelle verschmelzen. Dieser Prozess erfordert die Bildung einer konvexen Struktur auf der zytoplasmatischen Seite der Membran.

Um dies zu erreichen, muss die Lipiddoppelschicht eine besondere Zusammensetzung aufweisen, die es ihr ermöglicht, sich in geeigneter Weise zu biegen. Im Allgemeinen weist die Seite der Doppelschicht, die die Krümmung begünstigt (in diesem Fall die innere Schicht während der Exozytose), eine höhere Konzentration an gesättigten Fettsäuren auf, die die Bildung der konvexen Form erleichtern. Die andere Schicht (in diesem Fall die äußere Schicht während der Exozytose) enthält mehr mehrfach ungesättigte Fettsäuren, wie Omega-3 und Omega-6, die zur Gesamtflexibilität der Membran beitragen.

Eine ausgewogene und spezifische Verteilung dieser verschiedenen Arten von Fettsäuren ist daher entscheidend für die Fähigkeit der Zelle, Prozesse wie die Exozytose effektiv durchzuführen..

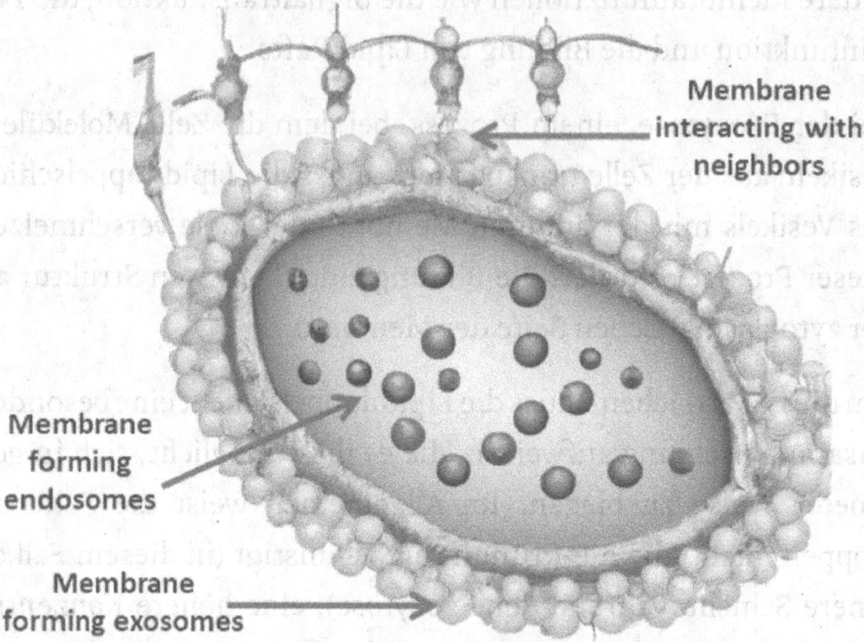

Abb. 35: Die Zellmembran ist auf Omega-3 angewiesen, um ihre Botschaften in Form von Endo- oder Exosomen nach außen oder innen zu übermitteln und mit den benachbarten Zellen und dem extrazellulären Gerüst zu kommunizieren

Ist Cholesterin wirklich der schwarze Peter?

Cholesterin macht einen beträchtlichen Teil der Blutplasmalipide aus, und da Cholesterin nicht frei in der Blutbahn schwimmen kann, wird es von Lipoproteinen wie Low-Density-Lipoprotein (LDL) und High-Density-Lipoprotein (HDL) transportiert. Der durchschnittliche Cholesteringehalt des menschlichen Gewebes beträgt etwa 0,5-1 % des Gewichts. Bei einem durchschnittlichen 100 kg schweren Mann ist das eine erstaunliche Menge von 1 kg. Der menschliche Körper benötigt zu jeder Zeit große Mengen an Cholesterin, und nur weil die LDL-Partikel zufällig in den so genannten arteriellen Plaques zu finden sind, lässt sich kein kausaler Zusammenhang zwischen Cholesterin und Herzerkrankungen herstellen.

Cholesterin ist ein wesentlicher Bestandteil aller Zellmembranen und wird für die Synthese verschiedener Hormone und Gallensäuren verwendet. Zu diesem Zweck können bis zu 0,2 Gewichtsprozent des Blutes aus Cholesterin bestehen.

Es ist recht erstaunlich, wie wenig konkrete Informationen wir über einen so grundlegenden Aspekt der menschlichen Physiologie haben. Es ist jedoch wichtig zu wissen, dass die Berechnung der genauen Cholesterinmenge im menschlichen Körper aufgrund der unterschiedlichen Gewebezusammensetzung und -dichte sehr komplex ist. Die tatsächliche Menge kann aufgrund individueller Faktoren wie Körpergröße, Körperzusammensetzung (das Verhältnis von Fett zu Muskeln), Ernährung und genetischer Veranlagung erheblich schwanken. Außerdem ist es wichtig zu wissen, dass Cholesterin nicht gleichmäßig im Körper verteilt ist, sondern sich in bestimmten Geweben wie dem Gehirn, der Leber und dem Blut konzentriert.

Was wir wissen, ist, dass Cholesterin eine entscheidende Rolle für die Funktion und Integrität der Zellmembran spielt [100, 101]. Ohne Cholesterin kann die Zellmembran nicht richtig funktionieren. Sie kann die Nervenfunktion nicht aufrechterhalten, weil sich Ionenkanäle nicht richtig öffnen und schließen und Neuronen keine Vesikel richtig austauschen können. Das Ergebnis ist, dass z. B. die Nervenzellen des Gehirns ihre Aufgabe nicht richtig erfüllen können und der Apoptose unterliegen.

Was das Verhalten der Lipiddoppelschicht betrifft, so dient Cholesterin der Regulierung der Membranfluidität. Es fügt sich zwischen die Fettsäureketten ein und verhindert, dass diese sich zusammenlagern und kristallisieren, wodurch die Flexibilität der Membran erhalten bleibt.

Im Zusammenhang mit der Krümmung der Membran, die für Prozesse wie Exozytose und Endozytose von entscheidender Bedeutung ist, hilft Cholesterin, indem es die entsprechende Form fördert oder beibehält. Die starre Ringstruktur des Moleküls kann beeinflussen, wie sich die Lipide zusammenlagern, und folglich die Form der Membran.

Darüber hinaus ist Cholesterin auch ein wesentlicher Bestandteil von Lipidrafts - Mikrodomänen innerhalb der Zellmembran, die als Organisationszentren für den Zusammenbau von Signalmolekülen dienen, die Membranfluidität und -krümmung beeinflussen und die Neurotransmission und den Rezeptor-Transport regulieren.

Unser Verständnis von Cholesterin und seiner Rolle für die menschliche Gesundheit ist viel nuancierter als die einfache Dichotomie von gut und schlecht, die oft dargestellt wird. Cholesterin ist ein komplexes Molekül mit vielfältigen Funktionen im Körper, und es ist nicht per se schädlich. Tatsächlich ist es für mehrere wichtige biologische Prozesse unerlässlich, darunter die Zellmembranstruktur, die Hormonproduktion, die Vitamin-D-Synthese und die Produktion von Gallenflüssigkeit für die Verdauung.

Die Rolle von Cholesterin, insbesondere von LDL-Cholesterin, bei Herzkrankheiten ist in der Tat komplex und vielschichtig. An der Bildung atherosklerotischer Plaques, dem Kennzeichen von Herzerkrankungen, sind nicht nur die Ansammlung von LDL-Cholesterin in den Arterienwänden, sondern vor allem Entzündungen und andere Faktoren beteiligt. Eine Entzündung, die weitgehend durch einen hohen Omega-6/3-Index kontrolliert wird.

Darüber hinaus hat die Senkung des LDL-Cholesterinspiegels mit Statin-Medikamenten über mehr als 30 Jahre hinweg das Risiko von Herzerkrankungen statistisch gesehen überhaupt nicht verringert. Die Forschung legt sogar nahe, dass zu niedrige Cholesterinwerte mit einer höheren Sterblichkeit verbunden sein könnten, möglicherweise aufgrund der Nebenwirkungen von Statinen, eines erhöhten Risikos für andere Krankheiten oder gesundheitliche Probleme [103]. Yi et al. 2018 zeigten in diesem Nature-Artikel, dass ein Gesamtcholesterinwert unter 140 mg/dl zu einer bis zu 2,5-fach höheren Sterblichkeit führt. "Total Cholesterol levels associated with lowest mortality were 210-249 mg/dl" (was deutlich über dem empfohlenen Maximum von 200 mg/dl liegt). Darüber hinaus ist die gesamte Diskussion über "schlechtes Cholesterin", die sich um die so genannte "Schaumzelle" und diese Theorie zur Entstehung von Plaques entwickelt hat, inzwischen umstritten [104, 105]. Hinzu kommt, dass es nicht auf das Cholesterin ankommt, sondern auf die Triglyceride. Aus jahrzehntelangen Studien wissen wir, dass es eine lineare Korrelation zwischen Omega-6 und Herzerkrankungen bei den Inuit-Stämmen im Vergleich zu den USA gibt [107]; "Die Aufmerksamkeit für Cholesterin ignorierte wichtige Beweise dafür, dass Ernährungsungleichgewichte in Bezug auf den Energieverbrauch und die essenziellen Omega-3-/Omega-6-Fettsäuren zu Herz-Kreislauf-Erkrankungen führen:"; "Im Gegensatz dazu stiegen die Konzentrationen von Gesamtcholesterin, LDL-Cholesterin und Plasmaglukose, wenn die Konzentrationen von n-3-Fettsäuren zunahmen" [106]. "Der Durchbruch gelang in den 1970er Jahren, als Dyerberg und Bang berichteten, dass die geringe Inzidenz atherosklerotischer Koronarerkrankungen bei grönländischen Eskimos auf den hohen Gehalt an marinen Lipiden in ihrer Ernährung zurückzuführen ist [108]. Tatsächlich sind es die Triglyceridwerte, die mit kardiovaskulären Erkrankungen korreliert sind, wie im Abschnitt über Stoffwechselkrankheiten beschrieben [109].

Zusammenfassend lässt sich sagen, dass Cholesterin ein lebenswichtiger Bestandteil der menschlichen Gesundheit ist, und dass seine Rolle bei Krankheiten wie Herzkrankheiten komplex und nicht vollständig geklärt ist. Fest steht jedoch, dass Cholesterin zusammen mit Fettsäuren wie Omega-3- und Omega-6-Fettsäuren für die ordnungsgemäße Funktion der Zellmembran von entscheidender Bedeutung ist, die für die allgemeine Gesundheit und Funktionalität der Zelle grundlegend ist. Dies macht die Diskussion über "schlechtes Cholesterin" sinnlos und zufällig. Eine eingehendere Diskussion über Cholesterin und Triglyceride finden Sie unter: Omega3health.us/science.

Bonus D

Statistiken und Studienverzerrungen

Warum zeigen einige Studien keinen Nutzen und warum lesen wir oft: "aber es sind weitere Untersuchungen erforderlich, um diese Ergebnisse zu bestätigen"?

An dieser Stelle halte ich es für wichtig, die Gründe für Studienverzerrungen zu erörtern. Es gibt mehrere Gründe, warum einige Studien keinen Nutzen für eine bestimmte Maßnahme, wie z. B. eine Omega-3-Supplementierung, zeigen und warum Forscher oft zu dem Schluss kommen, dass “mehr Forschung erforderlich ist”. Einige der häufigsten Gründe sind:

Fehlende Qualitätskontrolle: Ohne Qualitätskontrollmaßnahmen ist es schwierig sicherzustellen, dass alle Teilnehmer die gleiche Art und Qualität von Nahrungsergänzungsmitteln erhalten. Dies gilt insbesondere für Omega-3-Präparate, die ranzig werden können, wenn sie nicht ordnungsgemäß gelagert und behandelt werden.

Hohe Abbrecherquoten: Bei vielen Studien bricht ein erheblicher Anteil der Teilnehmer die Teilnahme ab, bevor die Studie abgeschlossen ist. Dies kann die Ergebnisse verfälschen, da sich die Personen, die die Teilnahme an der Studie abbrechen, in wichtigen Punkten von denen unterscheiden können, die an der Studie teilnehmen.

Subjektive Messungen: Krankheiten wie Demenz und Depressionen beruhen häufig auf subjektiven Messungen, z. B. der selbstberichteten Stimmung oder kognitiven Funktion. Diese Messungen können von einer Vielzahl von Faktoren beeinflusst werden, die nicht mit der untersuchten Behandlung zusammenhängen, was es schwierig macht, die Auswirkungen der Behandlung zu isolieren.

Fehlen von Biomarkern: Ohne objektive Biomarker zur Messung des Krankheitsstatus ist es schwierig, die tatsächliche Wirkung einer Behandlung zu beurteilen. Dies kann dazu führen, dass die Ergebnisse einer Studie schwer zu interpretieren sind und die Auswirkungen der Behandlung unter- oder überschätzt werden.

Kurze Studiendauer: Viele Studien werden nur über einen kurzen Zeitraum, z. B. sechs Monate, durchgeführt. Diese Zeitspanne reicht möglicherweise nicht aus, um die volle Wirkung einer Behandlung zu erkennen, insbesondere bei chronischen Krankheiten, die sich langsam entwickeln und fortschreiten.

Unzureichende Kontrollgruppen: Ohne geeignete Kontrollgruppen ist es schwierig, den Placebo-Effekt oder andere Faktoren, die die Ergebnisse beeinflussen könnten, zu berücksichtigen. Beispielsweise könnten Personen, die eine Studie abbrechen, mit größerer Wahrscheinlichkeit negative Ergebnisse erfahren haben, was die Ergebnisse verfälschen könnte, wenn sie nicht angemessen berücksichtigt werden.

Fehlender Test des Entzündungsindexes: Ohne Prüfung des Entzündungsindexes Omega-6/3 ist es schwer zu wissen, wie viel hochwertiges, nicht oxidiertes Omega-3 die Teilnehmer tatsächlich zu sich nehmen.

All diese Punkte können zu Verzerrungen in Forschungsstudien beitragen und es schwierig machen, aus den Ergebnissen eindeutige Schlüsse zu ziehen. Aus diesem Grund fordern Forscher häufig weitere Studien, um ihre Ergebnisse weiter zu untersuchen und zu bestätigen. Aber sind mehr Studien wirklich hilfreich, wenn sie nicht richtig durchgeführt werden?

Hier ein Beispiel für das Problem der Ranzigkeit: Krillöl erwies sich als unwirksam, wie in dieser Studie [80], in der die schulischen Leistungen von Probanden, die 12 Monate lang Krillöl einnahmen, in Bezug auf Fachnoten oder standardisierte Mathematiktests getestet wurden.

Problem Nr. 1: Der Omega-6/3-Index wird nicht erwähnt, so dass wir nicht wissen, ob das Krillöl ranzig war und ob es irgendeinen Einfluss auf die entzündlichen Omega-6-Mengen hatte!

Krillöl enthält bis zu ⅓ freies, nicht-lipidgebundenes Omega-3, das noch anfälliger für Oxidation ist. In der Studie heißt es sogar: "Die Krillölgruppe hatte zu allen Zeitpunkten einen kleinen signifikanten Anstieg des mittleren OI3 (Omega-3-Index). Allerdings erreichten nur sehr wenige Teilnehmer den angestrebten O3I-Zielbereich von 8-11%."

Problem Nr. 2: Die Studie räumt ein, dass die Ergebnisse mit Vorsicht zu interpretieren sind, da viele Teilnehmer die Studie abbrachen und/oder sich nicht an die Regeln hielten. Problem Nr. 3: 12 Monate sind nicht genug Zeit, um Veränderungen der Stammzellen in den Gehirnen vieler Teilnehmer festzustellen. Wir wissen, dass es 2 bis 3 Jahre dauert, um die enormen Mangelerscheinungen in der Jugend zu beheben.

In dieser Studie über Herzinsuffizienz [91] räumen die Autoren ein: "Letztlich vermuten wir, dass das Hauptversagen von Omega-3-PUFAs in klinischen Studien darin bestehen könnte, dass es nicht gelingt, eine therapeutisch wirksame Konzentration zu erreichen."

Ausführlichere Informationen darüber, wie Studienstatistiken erstellt werden, finden Sie unter Omega3health.us/science/#statistics

Problem Nr. 3: Das Verständnis von Statistiken kann selbst für einen ausgebildeten Wissenschaftler schwierig sein. Es ist erwähnenswert, dass das Odds Ratio (OR) sehr irreführend sein kann: Im Gegensatz zur HR (Hazard Ratio) oder zum relativen Risiko (RR) ist das OR nur ein Maß relativ zur Kontrollgruppe (OR = ((1 - p) * RR) / (1 - RR * p). Ein Odds Ratio von weniger als 1 weist auf eine Verringerung des Risikos hin, lässt sich aber nicht direkt in einen prozentualen Rückgang des Risikos übersetzen. Dies ist ein feiner, aber wichtiger Unterschied in epidemiologischen Studien, und man muss sich immer die absoluten Zahlen ansehen.

Krillöl und Cod Leberöl

Zusammenfassend lässt sich sagen, dass Kaltwasserfische wie Lachs, Hering, Sardine und Makrele die reichhaltigsten Quellen für Omega-3 sind. Der berühmte Mississippi, dessen Bild in diesem Buch abgebildet ist, beherbergt mehrere Fischarten, darunter Wels, Forellenbarsch und Hecht. Obwohl der Omega-3-Gehalt dieser Arten geringer ist, liefern sie immer noch beträchtliche Mengen, etwa 100-200 mg pro Portion.

Wie wir bereits erwähnt haben, sind die meisten Nahrungsergänzungsmittel auf dem Markt ranzig, Krillöl ist da keine Ausnahme. Schuchart et. al. 2011 haben gezeigt, dass Krillöl eine beträchtliche Menge an freien DHA- und EPA-Fettsäureketten enthält, was seine Bioverfügbarkeit erhöhen kann.

Allerdings ist nicht-lipidgebundenes DHA auch anfälliger für Oxidation, wie oben beschrieben[113]. Bei Fischöl hingegen ist das gesamte DHA und EPA an Lipide gebunden. Lipide, die Omega-3 enthalten (insbesondere Phospholipide), sind stabiler und weniger anfällig für Oxidation. Der Prozess der Fettabsorption ist komplex, und der Körper zerlegt die meisten Lipide und Triglyceridmoleküle, so dass die PUFAs je nach den spezifischen Bedürfnissen des Körpers neu angeordnet werden können. Sie können auch enzymatisch durch Desaturase-Enzyme umgewandelt werden. Dies ist besonders wichtig für die Herstellung von Eicosanoiden.

Zusammenfassend lässt sich sagen, dass es nur wenige Daten über die Bioverfügbarkeit von PUFAs gibt. Der Prozess der zellulären Funktionalität und deren Abhängigkeit von Omega-3-PUFAs ist sehr langsam und kann Jahre dauern, um sich anzupassen. Wie oben erläutert, gibt es viele Mechanismen für die Wirkung von Omega-3-Fettsäuren, insbesondere die Eicosanoid-Entzündungskaskaden. Tests zeigen, wie sich Ihr Entzündungsindex im Laufe von 2-3 Jahren langsam auf ein Optimum unter 2:1 verbessert. Unter diesen Bedingungen wäre es sicherer, PUFAs in einer gebundenen Lipidform zu konsumieren.

Lebertran ist bekannt für seinen hohen Gehalt an den Vitaminen A und D sowie an den Omega-3-Fettsäuren EPA (Eicosapentaensäure) und DHA (Docosahexaensäure). Der Gehalt an EPA und DHA kann jedoch je nach Fischart und Ernährung variieren.

Bei Lebertran ist der DHA-Gehalt in der Regel höher als der EPA-Gehalt. Dies ist vor allem darauf zurückzuführen, dass DHA der wichtigste Strukturbestandteil des Gehirns und der Netzhaut ist und Fische wie Kabeljau einen höheren Bedarf an DHA für die Aufrechterhaltung ihres Nervensystems haben, was dazu führt, dass ihr Körper eine höhere Konzentration an DHA als an EPA aufweist.

Außerdem kann der Herstellungsprozess von Lebertran die Endkonzentration dieser Fettsäuren beeinflussen. Bei traditionellen Fermentationsverfahren bleibt möglicherweise mehr DHA als EPA erhalten, während moderne Raffinationsverfahren einen kontrollierteren Gehalt an beiden Fettsäuren ermöglichen.

Sowohl DHA als auch EPA sind wichtig für die menschliche Gesundheit, und Lebertran ist nach wie vor eine gute Quelle für diese Omega-3-Fettsäuren, auch wenn das Verhältnis von DHA zu EPA möglicherweise höher ist als in anderen Fischölen. Tests zeigen jedoch, dass es nicht möglich ist, mit Lebertran allein einen Omega-6/3-Index unter 4:1 zu erreichen.

Abschließend noch ein Hinweis: Alle Werte der Omega-3- und -6-Gehalte in diesem Buch variieren, wie es bei allen natürlichen Lebensmitteln der Fall ist. Die Tabellen sind als Richtwerte zu verstehen, und die absoluten Werte müssen immer durch Laboranalysen von Nahrungsergänzungsmitteln überprüft werden. Darüber hinaus wird in diesem Buch kein medizinischer Rat gegeben, und dieses Buch stellt auch keinen Ersatz für die Expertise eines ausgebildeten medizinischen Dienstleisters dar.

Wie findet man das beste Omega-3-Ergänzungsmittel?

Bei der Wahl des Öls, das man zu sich nehmen sollte, kommt es oft darauf an, den EPA- und DHA-Gehalt der einzelnen Produkte zu vergleichen, insbesondere bei veganen Ölquellen, die aus Algen gewonnen werden. Das entscheidende Kriterium für die Wirksamkeit eines Produkts ist jedoch der Omega-6/3-Index-Test.

Nach den Erkenntnissen aus einer Million weltweit durchgeführter Tests wird derzeit empfohlen, mit Phenolsäure-Antioxidantien stabilisierte Fischöle zu verwenden. Vitamin E und D reichen nicht aus, um Omega-3 in einem nicht oxidierten Zustand zu erhalten.

Ein jährlicher Omega-6/3-Index-Test ist unerlässlich, um sicherzustellen, dass das von Ihnen verwendete Produkt korrekt funktioniert. Dieser Test sollte sich auf die Membranen der roten Blutkörperchen (RBC) konzentrieren, nicht nur auf den flüssigen Teil des Blutes. Ein ausgebildeter Ernährungsberater sollte die Testergebnisse interpretieren.

Die empfohlene Tagesdosis sollte mit der Nahrung eingenommen werden. Ein konsequentes Ziel sollte es sein, den Omega-6/3-Index innerhalb eines Jahres auf unter 4:1 und nach drei Jahren weiter auf unter 2:1 zu senken.

Welcher Zusammenhang besteht zwischen Omega-3 und Vitamin D?

Vitamin D spielt für verschiedene Aspekte der menschlichen Gesundheit eine entscheidende Rolle:

Die Gesundheit der Knochen: Vitamin D hilft dem Körper, Kalzium und Phosphat aus der Nahrung aufzunehmen. Diese Mineralien sind wichtig für gesunde Knochen, Zähne und Muskeln.

Funktion des Immunsystems: Vitamin D spielt eine wichtige Rolle für das Immunsystem und kann unserem Körper helfen, Bakterien und Viren abzuwehren.

Stimmungslage und Gehirnfunktion: Einige Studien haben einen Zusammenhang zwischen Vitamin-D-Mangel und Depressionen aufgezeigt. Vitamin D spielt auch eine Rolle für die kognitive Gesundheit, wobei ein Mangel zu kognitiven Beeinträchtigungen führen kann.

Vorbeugung von chronischen Krankheiten: Angemessene Vitamin-D-Spiegel werden mit einem geringeren Risiko für verschiedene Krankheiten in Verbindung gebracht, darunter Multiple Sklerose und Herzerkrankungen. Derzeit wird die Rolle von Vitamin D bei der Prävention und Behandlung von Diabetes und Krebs untersucht.

Omega-3-Fettsäuren und Vitamin D sind beide lebenswichtige Nährstoffe für die allgemeine Gesundheit, aber ihr Zusammenspiel im menschlichen Körper ist noch nicht vollständig geklärt. Es gibt jedoch mehrere Wege, auf denen sie miteinander verbunden zu sein scheinen:

Absorption: Sowohl Omega-3-Fettsäuren als auch Vitamin D sind fettlöslich, das heißt, sie benötigen Fett, um vom Körper aufgenommen und gespeichert zu werden. Dies deutet darauf hin, dass eine Ernährung, die ausreichende Mengen an gesunden Fetten, einschließlich Omega-3-Fettsäuren, enthält, die Aufnahme von Vitamin D fördern kann.

Regulierung des Immunsystems: Sowohl Omega-3-Fettsäuren als auch Vitamin D spielen eine wichtige Rolle bei der Regulierung des Immunsystems. Omega-3-Fettsäuren sind für ihre entzündungshemmenden Eigenschaften bekannt, und Vitamin D ist entscheidend für die Immunantwort. Es gibt Hinweise darauf, dass sie zusammen die Immunfunktion synergetisch stärken können.

Gesundheit des Gehirns: Beide Nährstoffe sind wichtig für die Gesundheit des Gehirns. Omega-3-Fettsäuren, insbesondere DHA, sind für die Gehirnfunktion unerlässlich, während Vitamin D für das Nervenwachstum notwendig ist. Niedrige Werte beider Nährstoffe wurden mit verschiedenen neurologischen Erkrankungen in Verbindung gebracht.

Gemeinsame Nahrungsquellen: Fetter Fisch, eine der besten Quellen für Omega-3-Fettsäuren, ist auch eine der wenigen natürlichen Nahrungsquellen für Vitamin D. Eine Ernährung mit viel fettem

Fisch kann daher sowohl für die Omega-3- als auch für die Vitamin-D-Aufnahme von Vorteil sein.

Auswirkungen auf das Krankheitsrisiko: Neue Forschungsergebnisse deuten darauf hin, dass sowohl Omega-3 als auch Vitamin D eine Rolle bei der Verringerung des Risikos für bestimmte Krankheiten, einschließlich Herzerkrankungen und bestimmter Krebsarten, spielen können. Einige Studien deuten darauf hin, dass die Kombination beider Nährstoffe einen Synergieeffekt haben könnte, der möglicherweise einen größeren Schutz bietet.

Zusammenfassend lässt sich sagen, dass beide Nährstoffe zwar eine individuelle Rolle im Körper spielen, dass ihre kombinierte Wirkung auf die Gesundheit jedoch erheblich sein kann und dass die Aufrechterhaltung eines ausreichenden Niveaus beider Nährstoffe von Vorteil sein könnte. Weitere Forschungen sind erforderlich, um ihr Zusammenspiel und ihre möglichen kombinierten Auswirkungen auf die Gesundheit vollständig zu verstehen.

Referenzen

[1.] pubmed.ncbi.nlm.nih.gov

[2.] pubmed.ncbi.nlm.nih.gov/?term=omega-3

[3.] pubmed.ncbi.nlm.nih.gov/?term=Simopoulos+ap

[4.] Cordain et. al 2005; pubmed.ncbi.nlm.nih.gov/15699220

[5.] Simopoulos 1999; pubmed.ncbi.nlm.nih.gov/10479232

[6.] N L Selokar 2018; pubmed.ncbi.nlm.nih.gov/30209427

[7.] Rajiv Chowdhury et. al 2012; pubmed.ncbi.nlm.nih.gov/23112118

[8.] Dariush Mozaffarian 2013; pubmed.ncbi.nlm.nih.gov/23546563

[9.] Carol J Fabian 2018; pubmed.ncbi.nlm.nih.gov/29559515/

[10.]Stefania D'Angelo 2020; pubmed.ncbi.nlm.nih.gov/32927614/

[11.] www.seafoodnutrition.org/wp-content/uploads/2018/04/Omega-3-Chart.pdf

[12.] Artemis P Simopoulos 2020; pubmed.ncbi.nlm.nih.gov/21279554/

[13.] www.zinzinotest.com/en/balancetest

[14.] www.zinzinotest.com/en/balancetest?openmap=1#map

[15.] S K Duckett 1993; pubmed.ncbi.nlm.nih.gov/8376232/

[16.] Foods High in Alpha Linolenic Acid (ALA) (myfooddata.com)

[17.] tools.myfooddata.com/nutrient-ranking-tool/Omega-3/Meats/Highest

[18.] Nutrition Facts for Lean Grass Fed Beef Strip Steak (myfooddata.com)

[19.] William S Harris 2004; pubmed.ncbi.nlm.nih.gov/15208005/

[20.] Mihir Parikh 2019; pubmed.ncbi.nlm.nih.gov/31130604/

[21.] Maria Alessandra Gammone 2018; pubmed.ncbi.nlm.nih.gov/30591639/

[22.] Mahsa Jalili 2021; pubmed.ncbi.nlm.nih.gov/33545546/

[23.] Bénédicte Langelier 2010; pubmed.ncbi.nlm.nih.gov/20564231/

[24.] Anamitra Ghosh 2020; pubmed.ncbi.nlm.nih.gov/33298560/

[25.] O Doi, F Doi, F Schroeder, A W Alberts, P R Vagelos 1978; pubmed.ncbi.nlm.nih.gov/656411/

[26.] Ram B Singh 2012; pubmed.ncbi.nlm.nih.gov/22913633/

[27.] wrong Colette M O'Neill 2019; pubmed.ncbi.nlm.nih.gov/27527582/

[28.] Sigrún Huld Jónasdóttir 2019; pubmed.ncbi.nlm.nih.gov/30836652/

[29.] Rosemary J Cater 2021; pubmed.ncbi.nlm.nih.gov/34135507/

[30.] Nicolas G Bazan 2005; pubmed.ncbi.nlm.nih.gov/15912889/

[31.] Anne-Mari Mustonen 2023; pubmed.ncbi.nlm.nih.gov/36768438/

[32.] Ella J Baker 2021; pubmed.ncbi.nlm.nih.gov/33831456/

[33.] Brenda Maddox 2003; pubmed.ncbi.nlm.nih.gov/12540909/

[34.] Alexander V Sorokin 2023; pubmed.ncbi.nlm.nih.gov/37044136/

[35.] Toshinori Hoshi 2013; pubmed.ncbi.nlm.nih.gov/23487785/

[36.] Hidekatsu Yanai 2018; pubmed.ncbi.nlm.nih.gov/29511415/

[37.] Bénédicte Langelier 2020; pubmed.ncbi.nlm.nih.gov/20564231/

[38.]Williams et. al 2006; pubmed.ncbi.nlm.nih.gov/16441943

[39.] Graham C Burdge 2002; pubmed.ncbi.nlm.nih.gov/12323090/

[40.] J B McMillin 1992; pubmed.ncbi.nlm.nih.gov/1332513/

[41.] Clemens von Schacky 2007; pubmed.ncbi.nlm.nih.gov/16979604/

[42.] Dariush Mozaffarian 2004; pubmed.ncbi.nlm.nih.gov/15262826/

[43.] Arzu Ulu 2013; pubmed.ncbi.nlm.nih.gov/23676336/

[44.] Alice V Stanton 2020; pubmed.ncbi.nlm.nih.gov/32963294/

[45.] Bill Lands 2014; pubmed.ncbi.nlm.nih.gov/25373089/

[46.]www.oecd-ilibrary.org/agriculture-and-food/oecd-fao-agricultural-outlook-2015/vegetable-oil-projections-consumption-per-capita-food-use_agr_outlook2015-table132-en

[47.] neurosciencenews.com/omega-3-cognition-aging-21580/

[48.] Carol J Fabian 2018; pubmed.ncbi.nlm.nih.gov/29559515/

[49.] Esha Madan 2022; pubmed.ncbi.nlm.nih.gov/36214625/

[50.] Bethany N Hannafon 2015; pubmed.ncbi.nlm.nih.gov/26178901/

[51.] Anita Vasudevan 2014; pubmed.ncbi.nlm.nih.gov/25193342/

[52.] Alessandra Borsini 2020; pubmed.ncbi.nlm.nih.gov/32636362/

[53.] Marta Crous-Bou 2019; pubmed.ncbi.nlm.nih.gov/31728493/

[54.] Ramin Farzaneh-Far 2010; pubmed.ncbi.nlm.nih.gov/20085953/

[55.] Sawan Ali 2022; pubmed.ncbi.nlm.nih.gov/35189049/

[56.] Janice K Kiecolt-Glaser 2013; pubmed.ncbi.nlm.nih.gov/23010452/

[57.] Alessandra da Silva 2022; pubmed.ncbi.nlm.nih.gov/35661999/

[58.] Danielle Swanson 2012 pubmed.ncbi.nlm.nih.gov/22332096/

[59.] Mohammad Abdur Rashid 2016; pubmed.ncbi.nlm.nih.gov/27651264/

[60.] Jing X Kang 2014; pubmed.ncbi.nlm.nih.gov/24356924/

[61.] Vanessa Danthiir 2011; pubmed.ncbi.nlm.nih.gov/22011460/

[62.] Gordon I Smith 2011; pubmed.ncbi.nlm.nih.gov/21159787/

[63.] Jolan Dupont 2019; pubmed.ncbi.nlm.nih.gov/30784011/

[64.] www.zinzino.com/site/GB/en-gb/blog/health/fish-oil-omega-3-benefits/

[65.] www.zinzino.com/site/GB/en-gb/blog/health/the-omega-3-to-omega-6-ratio/

[66.]portalcris.vdu.lt/server/api/core/bitstreams/acec3865-df77-48c6-849d89a1d2bb-dea1/content

[67.] Gao Xin 2021; pubmed.ncbi.nlm.nih.gov/34760272/

[68.] Zhitong Jiang 2022; pubmed.ncbi.nlm.nih.gov/36292774/

[69.] Five Spirits: Alchemical Acupuncture for Psychological and Spiritual Healing; Lorie Dechar

[70.] The Biology of Belief 10th Anniversary Edition: Unleashing the Power of Consciousness, Matter & Miracles; Bruce H. Lipton

[71.]John F Cryan 2019; pubmed.ncbi.nlm.nih.gov/31460832/

[72.] Yimin Han 2022; pubmed.ncbi.nlm.nih.gov/36386584/

[73.] N M Salem 2015; www.ncbi.nlm.nih.gov/pmc/articles/PMC4555191/

[74.] P S Sastry 1985; pubmed.ncbi.nlm.nih.gov/3916238/

[75.] James V Pottala; 2014 pubmed.ncbi.nlm.nih.gov/24453077/

[76.] Lucy M Browning; 2012 pubmed.ncbi.nlm.nih.gov/22932281/

[77.] A F Fotenos 2005; pubmed.ncbi.nlm.nih.gov/15781822/

[78.] Cheng Chen 2020; pubmed.ncbi.nlm.nih.gov/32669395/

[79.] Daniel C Rule 2022; pubmed.ncbi.nlm.nih.gov/36230437/

[80.] Inge S M van der Wurff; 2023 pubmed.ncbi.nlm.nih.gov/36878083/

[81.] Ibrahim M Dighriri 2022; pubmed.ncbi.nlm.nih.gov/36381743/

[82.] Claudia L Satizabal 2022; pubmed.ncbi.nlm.nih.gov/36198518/

[83.] Jane Pei-Chen Chang 2018; pubmed.ncbi.nlm.nih.gov/28741625/

[84.]Janice K Kiecolt-Glaser 2011; pubmed.ncbi.nlm.nih.gov/21784145/

[85.] Mei-Chi Hsu 2020; pubmed.ncbi.nlm.nih.gov/32620164/

[86.] Rossella Avallone 2019; pubmed.ncbi.nlm.nih.gov/31480294/

[87.] Virginia Martín 2010; pubmed.ncbi.nlm.nih.gov/20110596/

[88.]www.nutraingredients.com/Article/2007/11/27/Scientists-connect-DHAto-warding-off-symptoms-of-Parkinson-s

[89.] Simon C Dyall 2015; pubmed.ncbi.nlm.nih.gov/25954194/
[90.] Noemí Fabelo 2011; pubmed.ncbi.nlm.nih.gov/21717034/
[91.] Timothy D O'Connell 2017; pubmed.ncbi.nlm.nih.gov/27986444/
[92.] Rosemary J Cater 2021; pubmed.ncbi.nlm.nih.gov/34135507/
[93.] Ingrid B Helland 2003; pubmed.ncbi.nlm.nih.gov/12509593/
[94.] Sanjay Basak 2021; pubmed.ncbi.nlm.nih.gov/34208549/
[95.] Annelise A Madison 2021; pubmed.ncbi.nlm.nih.gov/33875799/
[96.] H Esterbauer 1993; pubmed.ncbi.nlm.nih.gov/8475896/
[97.] Gerhard Spiteller 2005; pubmed.ncbi.nlm.nih.gov/16270286/
[98.] zinzinowebstorage.blob.core.windows.net/product-sheets/BalanceTest-en-US.pdf
[99.] Rozenn N Lemaitre 2003; pubmed.ncbi.nlm.nih.gov/12540389/
[100.] silvamethod.com/
[101.] Irena Levitan 2010; pubmed.ncbi.nlm.nih.gov/20213557/
[102.] Heike Hering 2003; pubmed.ncbi.nlm.nih.gov/12716933/
[103.] Sang-Wook Yi 2019; pubmed.ncbi.nlm.nih.gov/30733566/
[104.] Sanjay K Singh 2008; pubmed.ncbi.nlm.nih.gov/18293141/
[105.] Valentina Guerrini 2019; pubmed.ncbi.nlm.nih.gov/31732284/
[106.] E Dewailly 2001; pubmed.ncbi.nlm.nih.gov/11566644/
[107.] William E M Lands 2003; pubmed.ncbi.nlm.nih.gov/12848276/
[108.] Arthur A Spector 2019; pubmed.ncbi.nlm.nih.gov/30553403/
[109.] Gregory C Shearer 2012; pubmed.ncbi.nlm.nih.gov/22041134/
[110.] Luc Djoussé 2012; pubmed.ncbi.nlm.nih.gov/22682084/
[111.] H MOHRHAUER 1963; pubmed.ncbi.nlm.nih.gov/14168145/
[112.] Bill Lands 2017; pubmed.ncbi.nlm.nih.gov/28535956/
[113.] J H Song 1997; pubmed.ncbi.nlm.nih.gov/9438988/
[114.] Jan Philipp Schuchardt 2011; pubmed.ncbi.nlm.nih.gov/21854650/
[115.] Meng Yuan 2021; pubmed.ncbi.nlm.nih.gov/33041091/
[116.] H Shimokawa 1998; pubmed.ncbi.nlm.nih.gov/2539756/
[117.] Qianqian Wang 2012; pubmed.ncbi.nlm.nih.gov/22317966/
[118.] Sten Orrenius 2005; pubmed.ncbi.nlm.nih.gov/16408030/
[119.] Valerian E Kagan 2009; pubmed.ncbi.nlm.nih.gov/19285551/
[120.] Matthew L Johnson 2015; pubmed.ncbi.nlm.nih.gov/26010060/

[121.] Cosima Arnold 2010; pubmed.ncbi.nlm.nih.gov/20631419/

[122.] Frank Thielecke 2020; pubmed.ncbi.nlm.nih.gov/33266318/

[123.] Katie M Brown 2019; pubmed.ncbi.nlm.nih.gov/30923750/

[124.] Liana V Basova 2007; pubmed.ncbi.nlm.nih.gov/17319652/

[125.] Marcos Roberto de Oliveira 2017; doi.org/10.1016/j.tifs.2017.06.019

[126.] J B McMillin 1992; pubmed.ncbi.nlm.nih.gov/1332513/

[127.] Chang 2018; pubmed.ncbi.nlm.nih.gov/28741625/

[128.] Dariush Mozaffarian 2004 ; pubmed.ncbi.nlm.nih.gov/15133418/

[129.] Jane Pei-Chen Chang 2018; pubmed.ncbi.nlm.nih.gov/17876193/

[130.] Bill Lands 2016; pubmed.ncbi.nlm.nih.gov/27412006/

[131.] William E M Lands 2003; pubmed.ncbi.nlm.nih.gov/12848276/

[132.] Kylie J Smith 2014; pubmed.ncbi.nlm.nih.gov/24737638/

[133.] Laurie K Mischley 2017; pubmed.ncbi.nlm.nih.gov/29081890/

[134.] Michelle E Fullard 2020; pubmed.ncbi.nlm.nih.gov/32536905/

[135.] Yu-Chia Kao 2020; pubmed.ncbi.nlm.nih.gov/32098382/

[136.] Fernando Gómez-Pinilla 2008; pubmed.ncbi.nlm.nih.gov/18568016/

[137.] Ping-Tao Tseng 2023; pubmed.ncbi.nlm.nih.gov/37150266/

[138.] Mohammad Hassan Sohouli 2023; pubmed.ncbi.nlm.nih.gov/37344075/

[139.] Martin Grootveld 2020; pubmed.ncbi.nlm.nih.gov/32244669/

Please note:

- Sie können die Website pubmed.ncbi.nlm.nih.gov besuchen und die PMID-Nummer (z. B. /15699220) nach .gov/ eingeben.

  Visit Website

- Dieses Buch kann bei weitem nicht die gesamte Wissenschaft über Omega-3 und Fettstoffwechselkrankheiten abdecken. Einen tieferen Einblick erhalten Sie unter omega-3health.us/science.

Danksagung

Ich möchte Ingemar Anderson und Kitsap Publishing meinen tiefsten Dank aussprechen. Ohne Ingemars verlegerisches Können und seine unerschütterliche Beharrlichkeit wäre dieses Buch nur ein Traum geblieben. Mein Dank gilt auch ChatGPT, dessen Hilfe beim Schreiben und bei der Datenorganisation von unschätzbarem Wert war. Nicht zuletzt gilt mein aufrichtiger Dank Birgit Rachold, einer Kollegin aus der chinesischen Medizin, die mich in die bemerkenswerte Reise von Omega-3 eingeführt hat. Ich möchte mich auch bei Lukas Richter und Tyco Libes für ihre Hilfe beim Korrekturlesen und bei Ayver Libes für ihre Hilfe bei der Gestaltung der Abbildungen bedanken.

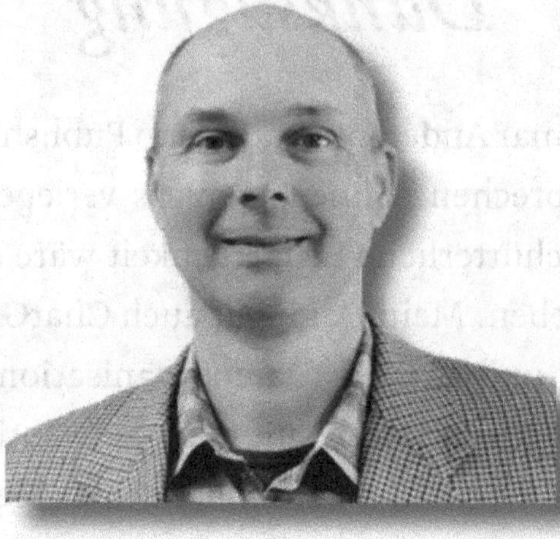

About the Author

Hans-Thomas Richter is the owner of Natureworks Therapeutics in Poulsbo, Washington. Hans-Thomas Richter started his studies in Biochemistry at the Medical University of Hannover in 1986. He then went on to a 20-year career in Biomedical Research in Germany and the US and received his Ph.D. in Biochemistry and Biophysics in 1997. Hans-Thomas worked in Academia and Pharmaceutical Industry and has over 20 publications in Medical Research. In recent years he shifted his interests to Natural Medicine, and through his personal success story with Chinese Medicine, he was called to practice Traditional Chinese medicine (TCM). He graduated from the Seattle Institute of Oriental Medicine with a Master in Acupuncture and Oriental Medicine in 2013 and opened a clinic in Poulsbo. Hans-Thomas received his Diplomate of Oriental Medicine and is an East Asian Medical Practitioner certified by the NCCAOM.

His special interests are Internal Medicine with a focus on digestive diseases. In his clinical practice, Hans-Thomas developed treatment programs for several patients with digestive disorders, including IBS, celiac, and ulcerative colitis. Hans-Thomas has experience treating Urogenital diseases such as pelvic inflammations, hemorrhoid bleeding, cystitis, and prostatitis. Hans-Thomas has extensive experience treating musculoskeletal conditions resulting from an overuse injury and trauma and has treated conditions like "frozen" and dislocated shoulders with specialized Tui Na techniques taught in the Zheng Gu tradition by Tom Bisio and Frank Butler. Hans-Thomas has experience rehabilitating fractures using Chinese Medicine techniques, including internal and external Chinese herbs, electro-acupuncture, special Tui Na techniques, Chinese medical cupping, Gua Sha, and Qi Gong. Hans-Thomas also uses Japanese acupuncture and moxibustion techniques when a more gentle approach to healing is required.

Hans-Thomas is also a passionate Golfer and recently treated a legendary leading German senior PGA tour Golfer with an over 50-year history in this sport. It was a pleasure and privilege to help such a distinguished athlete!

Combining Acupuncture, Herbal Medicine, and the intelligent diagnostic approach makes Chinese Medicine outstanding among all other medical treatment modalities known to humankind. The long-term use of Western pharmaceutical drugs often further creates homeostatic imbalances in metabolism. A simple treatment approach to mask the disease symptoms is seldom effective in the long term, and downstream adverse drug effects will further exacerbate the patient's condition and create secondary problems. Hans-Thomas believes that Traditional Chinese Medicine, particularly Chinese Herbal Medicine, can achieve a long-standing homeostatic metabolic balance and thus create a more healthy stage of Yin and Yang, leading to long-lasting health effects.

Hans-Thomas' long-term vision is to combine clinical knowledge of Chinese herbs with modern research further to develop the understanding and application of herbal Medicine. In recent years Research Science has been increasingly investigating the powerful medicinal efficacy of herbal Medicine. Hans-Thomas believes that we need to enter a new era in pharmaceutical and herbal research that incorporates the complex ideas of TCM diagnostics into scientific medical research. We recently added a new natural peptide therapy that regenerates and rejuvenates the body.

Hans-Thomas has also recently published an article on the abuse of sham procedures in the validation of clinical acupuncture outcomes in the International Journal of Complimentary and Alternative Medicine, Acupuncture Studies: *Are They Done with Sham or Scam?*

In addition to his Chinese medical background, Hans-Thomas has been practicing and teaching Yoga and Qi Gong (Chinese breath cultivation) since 1997.

Lastly, some wisdoms

"Don't let your health flounder, take your Omega-3."

"In life, as in the sea, balance is key. Balance your Omega-6 with Omega-3."

"Taking Omega-3 regularly is like keeping your engine well-oiled."

"Don't wait until your health runs aground to start supplementing with Omega-3."

"You wouldn't starve a fish of water, so why starve your body of Omega-3?"

"You can't just float along expecting good health, you have to swim towards it with Omega-3."

"A life without Omega-3 is like a fish without water."

"Dive into better health with Omega-3."

"Just like a fish needs clean water, our bodies need clean sources of Omega-3."

"A little bit of Omega-3 each day keeps inflammation at bay."

"Navigating the sea of life requires the right nutrients—don't forget your Omega-3."

"Like a fish swimming upstream, taking Omega-3 can help you overcome health challenges."

"Omega-3: it's the lifebuoy in the sea of health."

www.ingramcontent.com/pod-product-compliance
Lightning Source LLC
Chambersburg PA
CBHW011833020426
42335CB00024B/2845
* 9 7 8 1 9 5 2 6 8 5 8 9 7 *